医疗卫生机构科研管理
YILIAO WEISHENG JIGOU KEYAN GUANLI

实用手册
SHIYONG SHOUCE

电子科技大学出版社
University of Electronic Science and Technology of China Press
·成都·

图书在版编目(CIP)数据

医疗卫生机构科研管理实用手册 / 赵晓恒，万绍平主编. — 成都：电子科技大学出版社，2021.4
ISBN 978-7-5647-8844-5

Ⅰ. ①医… Ⅱ. ①赵… ②万… Ⅲ. ①医药卫生组织机构－医药卫生管理－中国－手册 Ⅳ. ①R197.32-62

中国版本图书馆CIP数据核字（2021）第064333号

医疗卫生机构科研管理实用手册

赵晓恒　万绍平　主编

策划编辑　郭蜀燕
责任编辑　郭蜀燕

出版发行　电子科技大学出版社
成都市一环路东一段159号电子信息产业大厦九楼　邮编 610051
主　　页　www.uestcp.com.cn
服务电话　028-83203399
邮购电话　028-83201495

印　　刷　成都市火炬印务有限公司
成品尺寸　170mm×240mm
印　　张　13
字　　数　250千字
版　　次　2021年4月第一版
印　　次　2021年4月第一次印刷
书　　号　ISBN 978-7-5647-8844-5
定　　价　39.00元

医疗卫生机构科研管理实用手册

编委会

顾　问　张佩如　孙雪梅

主　编　赵晓恒　万绍平

副主编　武文博　王善萍　任佳　郭逸婧

编　委　（按姓氏笔画排序）

王人可　四川大学华西口腔医院
王青青　四川省肿瘤医院
王　新　四川省肿瘤医院
王海江　四川省人民医院
朱桂全　四川大学华西口腔医院
任海燕　四川省肿瘤医院
向航辰　四川省医学会
李雪纯　电子科技大学医学院
杨中华　四川省肿瘤医院
周永刚　四川省医学会
张旭东　四川省肿瘤医院
胡廷宇　四川省肿瘤医院
周维佳　四川省肿瘤医院
易　芳　四川省肿瘤医院
郭　玲　四川省肿瘤医院
陶洁云　四川省肿瘤医院
裴　姣　四川大学公卫学院
曹　强　四川省人民医院

目录

contents

第一章 绪 论

第一节 科研管理的内涵、职能、目的、意义

一、科研管理内涵

科研管理是对开展科学研究和学科建设等进行引导、规划和控制的综合性工作，具体内容包括科研发展规划制订、科研管理制度建设、项目管理、学科与平台建设、成果管理、生物安全、学术交流等，如图1-1所示。

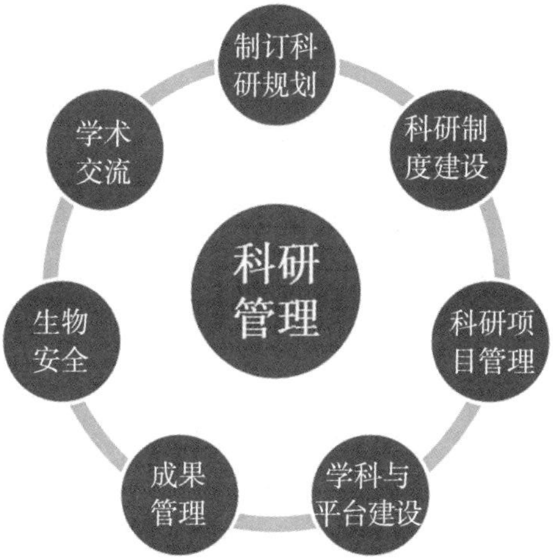

图1-1 科研管理内容

二、科研管理职能

科研管理具有提能力、强服务、做规范、引资源四大职能。

（一）提能力

提能力是指提升医疗卫生机构人员的科研能力，是科研管理的首要职责。可通过以下措施实现：一是协助学科和科研人员制订个人亚专业发展规划，以

自选为主、统筹为辅，做到人人都有亚专业；二是对从事科技工作的相关人员进行科技创新，项目设计、申请、管理、总结推广、验收、论文撰写，成果评价及申报奖项，医学伦理，数据分析、利用等相关培训，全面提升人员的科技能力；三是支持科研人员到国内外知名的研究机构、医疗卫生机构等进修学习，开阔眼界，提升能力。

（二）强服务

强服务是指为科研人员提供专业、高效、便捷的服务，是科管的重要职能之一。在项目管理方面，需要梳理各级各类科研项目的申报及验收的时间节点，解读申报指南和验收要求，组织实施项目的申报、督导和验收等工作，帮助修改完善标书或验收材料等。在成果管理方面，需要帮助科研人员进行专利申报、成果奖励申报和成果转化等。在学科建设方面，需要帮助团队梳理优势和不足，有针对性地开展建设，并帮助团队申报省级或国家级医学重点学科、平台。除此之外，还要提供科研伦理审查、论文发表登记审查等服务。

（三）做规范

做规范是指为规范管理各项科研活动，需要制订各类规范制度，如科研项目管理办法、科研经费管理办法、科研奖励办法、科研试剂、耗材采购管理办法、成果转化管理办法、学科建设管理办法、生物安全管理办法等各项规范制度，以及相应的工作流程、质量保证工具等。

（四）引资源

引资源是指为推动科研工作，提升研究水平，科管部门常常还需要为学科和科研人员引进外部资源，如引入合作团队，联合开展研究，申报项目，共同发表论文和申报奖项等；引荐研究所需的各类合作平台，如国家、省级重点实验室平台，动物实验平台等；引进第三方服务资源，如专利申报专业机构、科技查新机构等；引入专家资源，邀请领域内知名专家开展学术讲座，指导项目申报书撰写、论文写作、学科建设等。

三、科研管理目的及意义

医疗卫生机构属于技术密集型和知识密集型单位，科研工作是提高医院医疗卫生水平、增强竞争力的最有力的武器，正因为科研工作的不断进步、不断创新，才使得我国医疗卫生人才、医疗卫生质量等实现快速提升发展。近年来随着创建研究型医院的兴起，科研水平已成为衡量医院核心竞争力和未来发展能力的重要参考指标。

规范、严谨、有序的科研管理，一方面为科研人员开展科研等活动提供了条件和便捷，同时有助于提高医疗卫生机构的科研水平和疾病防治能力；另一方面也是科研人员成长和发展的坚强后盾。因此，做好科研管理工作对于提升医疗卫生机构的服务水平和持续发展都十分重要。

第二节 各级机构科研管理现状、挑战、机遇

各级各类医疗卫生机构的科研管理发展现状不一、差异较大。面临的共同问题：一是学术不端，科研诚信问题；二是科研导向并非医疗卫生问题驱动，而是基于各级各类评价指标驱动。省级及以上医疗卫生机构的科研管理较为规范和精细，目前面临的主要问题和挑战是如何确保科研成果真正推动临床诊疗水平和疾病防治水平的提升。市级及以下部分医疗卫生机构尚未设独立的科研管理部门，科研管理人员素质亟待提高，科研管理制度不健全，管理较粗放。

随着《中华人民共和国促进科技成果转化法》《关于强化实施创新驱动发展战略进一步推进大众创业万众创新深入发展的意见》等一系列新政实施，科研诚信和科研数据管理等制度相继出台；科研管理信息化日益普及及大数据分析的发展；分级诊疗制度和公共卫生均等化的实施等机遇，各级各类医疗卫生机构需要进一步增强科管意识，调整管理策略和方法，提升科研管理水平，进而促进医疗卫生机构科研发展、服务能力及水平的提升，如表1-1所示。

表1-1 各级各类医疗卫生机构科研管理现状、问题、挑战和机遇

机构类型	现状	问题		挑战	机遇
部属大学附属省级三甲医院	1.科研管理人员素质较高； 2.科研管理岗位分工细、科管人员多，管理精细化、规范化； 3.科研管理制度健全，引领行业典范	共性问题： 1.学术不端、科研诚信； 2.科研导向并非临床问题驱动，而是基于各级各类评价指标驱动	个性问题： 1.对科研项目数量、经费、SCI及影响因子等过分关注，对临床实际需求和科研成果的转化应用关注度不够； 2.部分省级医院科研管理不够精细；	如何确保科研成果真正推动临床诊疗水平的提升，对标国际，差距较大	1.实施《中华人民共和国促进科技成果转化法》《关于强化实施创新驱动发展战略进一步推进大众创业万众创新深入发展的意见》等一系列新政；

续表

机构类型	现状	问题	挑战	机遇
省级三甲非教学医院/省属大学附属医院/省级疾控	1.科研管理人员素质较高； 2.科研管理较规范； 3.科研管理制度较健全	3.仍有不少科研管理人员理念保守，认为科管按程序执行即可，无主动和引领意识	临床研究管理的规范性有待提升	2.科研诚信和科研数据相关管理制度相继出台； 3.科研管理实行信息化，大数据分析，有助力科研管理； 4.分级诊疗制度的实施促进县、市医院发展； 5.市级设立科研专项
市级医院疾控	1.未设单独的科研管理部门，相关职能与教培部或医务部合并； 2.科研管理粗放	1.未设单独的科研管理部门和人员； 2.科研管理人员自身素质仍较低； 3.科研管理制度不健全； 4.科研管理粗放、不规范	1.科研人才较少； 2.科研人员的创新意识和科研能力较弱； 3.提升合作能力，主动出击意识弱	
县(区)级医院疾控	无专门的科研管理部门和人员			

第二章　科研发展规划制订

第一节　科技发展规划的重要性

一、概念

规划是指个人或组织为实现一定的目标而制订的比较全面长远的发展计划，是对未来整体性、长期性、基本性问题的思考和考量，着眼于长远利益而设计的整套行动方案。规划谋求的是中长期发展，其年限一般为5年、10年、15年甚至更长。计划是个人或组织短期内衡量自身的内外条件，沿着规划目标，制订的短期行动方案，它来源于规划，是规划的分解与细化，计划的年限一般为半年、1年、3年。

医疗卫生机构科研发展规划是机构在全面分析自身定位及其对科研的需求，自身科研发展现状及相关资源，综合评价医学科技发展趋势、国家科技政策和规划、竞争对手等外部情况的基础上，为求得机构科研长期稳定发展，凝练出符合自身科研发展定位的目标，以及目标实现的途径、措施、步骤的行动方案，是医疗卫生机构制订年度科研目标和日常科研工作计划的基础。

二、科技发展规划的重要性

医学科学研究是一项长期性活动，研究风险高、结果具有不确定性，且科研成果需要长时间的实践方能验证。科学合理的科研发展规划，能够为机构制定和实施各项具体的科技政策提供依据，使得机构能统筹安排，合理配置全机构科技资源，促进机构科技创新体系的构建，在科学研究、学科建设、平台建设、人才建设等方面发挥重要作用。具体表现为：

（1）指导开展科学研究。科技发展规划要明确机构规划期内医学研究的主要方向及内容。围绕着这些方向，进一步明确中长期的科研目标，促进各级项目开展，提升科研项目的产出和成果转化，提升医疗机构科研实力，为科室平台建设和学科建设创造条件。

（2）指导医疗卫生机构学科建设和平台建设。学科建设和平台建设离不开人、财、物的保障，在制订规划时，机构就根据各科室特点制订不同的发展目标和方案，通过统筹全院资源，给予不同的科室在人才、设备、技术、环境建设等方面的支持，为学科建设发展提供保障，指引方向。

（3）指导科研队伍建设。青年科研人才是医疗机构科技创新的主力军，科学合理地规划、指导医疗机构引进人才，为其搭建科研平台，指导其明确科研方向，开展科研工作，促进尽快成长。

第二节　如何制订科技发展规划

一、科技发展规划制订的基本过程

科技发展规划的制订是一项系统工程，涉及学科建设、人才培养、项目管理、技术创新、科技激励等诸多方面，涵盖范围广，涉及人员多。其制订的基本过程包括：准备阶段、制订阶段、实施阶段（见图2-1）。

- 规划制订一般过程
  - 准确阶段
    - 成立编制团队
    - 做好资料收集
    - 明确制订原则
  - 制订阶段
    - 反复论证、修订
    - 正式印发
  - 实施评估阶段
    - 任务部署
    - 过程控制
    - 目标考核

图2-1　规划制订的一般过程

二、准备阶段

（一）明确规划制订团队

科技发展规划代表着机构一个时期内科学技术发展的方向，涉及一定时期内全院科技资源配置，规划的起草与定稿要进行充分的分析论证，反复的讨论修改，因此在规划制订过程中需要充分听取各类人员的意见。一般情况下应包括以下人员。

（1）科研管理部门，负责整个科技发展规划的起草、拟订、发布、实施、考核及评估等工作，组织部门间的沟通协调，统筹院内外资源等。

（2）指导委员会，对规划的科学性、合理性进行审核，负责对规划的总体设计，阶段目标任务划分，实施路径，配套政策等进行论证。委员会一般应由院级领导、管理人员、财务人员、相关专家、科研积极分子等组成。

（二）收集相关资料

制订规划的首要任务是做好现状分析，对自身情况和外部环境资源等要有充分的了解，了解面临的问题是什么。因此，做好相关资料收集工作就变得非常必要，如表2-1、表2-2所示。

1. 机构层面

表2-1 机构层面资料信息

资料类别	明 细	来 源
国家省市科技规划	《国家中长期科学和技术发展纲要》《健康中国2030》《卫生事业发展“十四五”规划》《健康四川2030》《四川省中长期科学和技术发展规划纲要》等	国务院、科技部、省科技厅、省卫健委官网、机构档案室等
医疗卫生政策	医疗卫生规划、医疗卫生体制改革、人才政策、科技资源配置政策、科技评价政策等。如：《关于深化项目评审、人才评价、机构评估改革的意见》《关于提升高等学校专利质量促进转化运用的若干意见》等与科技相关的政策文件	机构档案室、科技部、教育部、人社部、省科技厅官网等
医疗科技资源	区域医疗资源情况、区域科技资助情况等。如卫生统计年鉴、历年资助文件	科技部、国家自然基金委、卫健委、科技厅、统计局等官网
竞争对手相关信息	科研投入、科研激励、科研产出、成果转化情况、科研平台、科研信息化建设等情况	行业统计数据。如相关白皮书、现场考察、文献检索等

2. 学科层面

表2-2 学科资料信息

资 料	来 源
专业领域学科发展趋势、专业领域新技术、新方法等	专业文献、数据库、学术交流
专业领域国家、省、市的建设要求	专业领域相关规划、专业委员会
历年国家、省、市资助重点方向	各级申报指南
对标学习机构情况	现场考察、进修交流等
区域竞争对手情况	现场考察、进修交流等

（三）确定制订原则

1. 目标清晰，重点突出

充分了解和把握医学科研发展态势和进展，掌握国家大政方针，以国家、省、市政策和规划为指导，在认真分析现状、查找问题的基础上，结合机构自身实际，明确目标任务。机构的科技资源是有限的，在制订规划时应考虑哪些是重点任务，哪些是一般任务，以科技发展规划的形式来合理分配科技资源，指导科技活动开展，使有限的科研资源获得最大的科技提升，做到突出重点，兼顾一般。

2. 因地制宜，切实可行

在制订规划时应综合考虑本单位的实际情况，不同性质、不同级别的机构，它们所承担的科研任务、所拥有的科研资源不同，因此制订规划时应根据自身学科建设、科研基础、人才储备情况，确定研究方向、重点领域、科研投入、平台建设方向等，进而确定科研产出目标，切忌脱离机构实际，制订过高规划目标。

3. 服从机构整体战略规划

科技发展规划应服从机构战略规划。科技发展规划制订前应充分了解机构领导层的意图，与机构理念及发展愿景相结合。

三、科技发展规划的制订

科技发展规划主要板块包括现状、指导原则、发展目标、重点任务、举措与保障措施（图2-2）。

- 科技发展规划的一般框架
  - 现状
    - 背景
    - 上一阶段科技工作总结
    - 自身优势与劣势
    - 机遇与挑战
  - 目标
    - 总体目标
    - 具体目标
  - 重点任务与举措
    - 重点项目（研发方向单列）
    - 平台建设
    - 队伍建设
    - 交流合作
  - 保障措施

图2-2　科技发展规划一般框架

（一）现状

现状部分具体可分为背景、上一阶段科技工作总结、自身的优势和劣势、发展面临的机遇与挑战四大板块。

1. 背景

主要介绍制订本规划的目的、意义和依据，撰写要简明扼要。

示例：

为持续提升我院科技发展水平，提高我院……水平，提高我院的学术和社会影响力，根据《“健康中国2030”规划纲要》《国家中长期科学和技术发展规划纲要（2006—2020年）》《“十三五”国家科技创新规划》《卫生与健康科技创新“十三五”规划》《××医院“十三五”规划》等，结合本院实际，制订本规划。

2.科技工作总结

总结过去3～5年的科技发展成果，包括：科研项目申请立项、科技产出，如论文、专利、成果获奖、成果转化、平台建设、科技影响力、科技人才现状等；介绍机构科技发展历程，回顾机构内部科研机制、体制改革情况；分析行业内科技发展情况，国内同行、省市其他医院的发展情况，参考“中国医院科技量值（STEM）排行榜”“复旦版中国医院专科综合排行榜”等权威排行榜，分析自身在社会上的科技影响力等。

3.自身科技发展的优势和劣势

在全面了解机构科技发展现状的基础上，分析自身发展的不足以及制约自身科技发展的因素。从科研机制、平台、科技基础、人才储备等维度，科学合理地定位自身科技发展水平。

4. 机遇与挑战

机构科技发展的机遇和挑战来自外部政治、经济、社会、文化各方面。例如：随着经济的发展，居民医疗消费能力的提升，人们对医疗水平的要求越来越高，聚焦到科技发展上就是对医疗新技术、新疗法的需求。社会的发展，人口老龄化来临，反映到科研领域就是疾病谱的变化以及防治研究方向的转变；城市人口迁移，各大城市愈演愈烈的人才竞争，影响着机构科技人才引进。医疗卫生科技发展常常受到国家政策的影响，如“双一流”大学的建设推动了高校与医疗机构合作建院，大批医院成为高校附属医院，依托高校的人才、科技优势，医院功能定位由应用型向学术型和研究型转变，医院更加注重自身品牌塑造，医院之间的竞争也由区域内逐渐上升到国内甚至国际层面；此外，医疗卫生机构科技发展还受到卫生政策、科技政策的影响，如国家对重大疾病的防治重心前移政策，促进了重大疾病预防和早期诊断关键技术领域的研究，国家成果转化政策推动院企合作等。

这就需要机构依据自身专科特点，结合所在区域的地理位置、人口资源、医疗卫生资源等进行分析。所在领域科技发展的机遇与挑战，如表2-3所示。

表2–3　机构机遇挑战分析表

因　素	机遇/挑战	依　据
政策方面		
经济方面		
社会方面		
技术方面		
……		

（二）指导原则/思想

指导原则/思想是机构在制订科技发展规划的行动指南，是在规划期内必须要遵守的行为准则。指导原则是机构在全面分析自身现况后得出的适合自身未来科技发展方向的主要方略，一般是以高度概括的语言阐述。

示例：

树立“需求导向”观念，完善科研机制……以疾病防治需求为导向、研发与引进相结合、学科交叉融合、注重持续发展等。

（三）发展目标

发展目标就是机构在规划期内所要达到的期望结果，具有一定的前瞻性。其设定须符合：

（1）与国家科技发展政策不矛盾；与国家卫生科技资助方向一致；与机构定位相结合，有充分的合理性和可行性；定义清楚。

（2）结合自身实际。不同性质、级别机构拥有的科研资源不同，承担的科研任务也不同，如省级医院科研指标以改变临床指南，取得临床共识为先，地市级医院以获得更多的项目、文章、专利为先。

发展目标分为总体目标和具体目标。

1. 总体目标

总体目标是指在经过一个规划期的努力后，机构科研水平达到什么程度，一般为定性指标。

示例：

总体目标：

建成国内先进的临床转化研究型医院。

区域科研学术影响力显著提升……

2. 具体目标

具体目标是根据总体目标的要求分解出来的子目标，一般比较具体，可按照SMART原则（Specific具体的、Measurable可测量的、Achievable可实现的、Relevant相关联的、Time-bound限时的）进行设置，适合用于评估规划的实施情况。具体目标制定具有阶段性，且每个阶段的目标指标可以重复，保证各个阶段的目标总和达到机构总体目标的要求。机构科技发展规划往往会围绕科技产出、学科平台建设、人才培养、科研机制、体制改革等方面制定。因此，具体的目标也主要围绕这些方面。

示例：

具体目标：

第一阶段　20××—20××年

科研产出目标：具体包括论文、专利、专著、科技奖励、编写指南等。

科技创新平台目标：建设×个国际（国家、省级）科研平台，×个重点学科等，与××高校合作建立××研究中心，大数据中心等。

科技人才队伍建设目标：引进×位博硕士，培养×个创新团队，×个科研骨干，成立科研专家库，举办科研能力专题讲座等。

科研机制改革目标：项目配套政策、院内基金专项、激励政策、成果转化政策、完善科研管理体系，如科研秘书队伍建设、科研信息化建设、科研数据备份等。

第二阶段 20××—20××年

……

第三阶段 20××—20××年

……

（四）重点任务与举措

重点任务是指为达到规划目标，在规划期内需要重点开展的工作。机构科技发展规划的重点任务既有机构层面的，也有专（学）科层面的，因此在制定重点任务时应分为机构层面的重点任务和专（学）科层面的重点任务。

机构层面的重点任务是结合发展目标，依托自身特色与优势而制定的，包括重点研究领域及方向、平台建设、科研队伍建设、成果转化推广、国内外交流合作等方面。机构层面的重点任务应体现整体性、统筹性。专（学）科层面的重点任务是机构层面重点任务的分解，再具体到各科室，由专（学）科制定的更加详细的任务，主要聚焦在研究方向上。

（五）保障措施

为了保证规划的有效实施，实现规划目标，需要在实施的过程中提供各种保障措施，主要包括认识保障、组织保障、制度保障、条件保障等。

（1）认识保障

统一认识，宣传科技发展规划对机构长远发展的重要性，提升职工对科技发展重要作用的认识。加强宣传，在机构内营造良好的科研氛围，如宣传科研人物形象、举办科技表彰大会，展示科技成果等。

（2）组织保障

科技发展规划的落实应有健全的组织结构，上至整体规划负责人，下至具体某个科研项目均要明确责任人，明晰各级人员权责；科技发展规划实施部门应完善内部科技管理运行机制，对规划实施进行集中统一管理，做好部门协调。

（3）制度保障

健全科技实施与政策支持体系，完善管理机制，为科研活动全流程提供制度支持，如项目管理政策（包括申请、结题、成果转化、推广应用等），科研成果激励政策等。保障各项科研活动在制度框架下开展，提高科研效率。

（4）条件保障

提供必要的人、财、物投入，保障规划方案正常实施；合理配置科技资源，建立公共科研协作平台如实验室、大数据中心、科研管理信息平台等，与第三方机构建立合作关系为科研活动提供服务，如专利申请代理公司、成果转化公司、试验检验公司等；整合优势资源保证关键项目如国家级、省级重点科研项目开展，以优势学科发展为引导，促进多学科融合，共同开展项目，支持省市重点实验室、重点专（学）科平台建设等。

四、规划实施与评估

（一）规划实施的任务部署

规划的目标及重点任务确定后，由管理部门将各项任务分解划分，明确目标、牵头部门、负责人及执行期限，制作详细的工作台账，公开发文。组织各个部门、科室制订科研工作任务表，如表2-4所示。

表2-4　任务分解表

序号	任务明细	牵头部门	协作部门	负责人	执行期限

（二）规划过程评估

1. 科技发展规划的动态监测与阶段评估

为了了解科技发展规划的落实情况与工作进展，及时发现规划实施过程中存在的新情况、新问题，在规划实施后，应对规划进行动态监测。在规划实施前，应根据规划的实施需要，针对重点任务和目标，确定监测点，明确相应的监测指标及水平，监测内外部环境变化，关注可能对规划造成重大影响的因素。动态监测包括日常动态监测和年度监测。

为确保规划目标任务如期完成，在规划实施一段时间后，应对规划进行阶段评估，了解规划的指标完成情况及存在的问题并进行客观评价，系统地总结规划实施成效，提出修改建议。在对规划进行阶段评估时，应明确评估的目的、评估原则，以及评估的重点是什么。一般而言，规划的阶段评估应包含指标完成情况、取得的主要成绩、存在的主要问题以及解决措施。阶段评估后要完成阶段性评估报告的撰写，同时按照任务分解表填写规划阶段性执行进度表。阶段评估分中期评估和末期评估，对于规划期限较长的规划，应每2～3年做一次评估，以便及时了解规划执行情况。

2. 规划修订与调整

原则上在规划正式实施后，没有重大特殊情况，科技发展规划不能随意修订和调整，也不因为领导层变化、个别人员变动而搁置。但是，科技发展规划毕竟是对未来的预测和研判，它将受到多方因素影响，国家重大政策调整、重大科技突破以及机构自身发展等均有可能影响机构科技发展规划的实施，因此不可避免出现规划实施后的实际结果与预期目标存在偏差，或者预期的目标已经不能满足机构自身发展需要的情况。此时，规划的调整就非常有必要。规划调整时，首先应明确规划调整的必要性，这是规划调整的原动力；其次应明确规划调整的重点；最后应与原规划有机结合起来，做好规划调整后的资源配置工作。规划调整同样需要广泛征求职工意见，经规划委员会专家充分论证、反复修订方可正式发布。

3. 规划目标考核

科技发展规划需要各部门特别是临床科室积极参与，规划任务分解表明确了各部门、各级人员的任务及目标。为保障规划的有效实施，应对照任务分解表、年度计划，对各级人员、各阶段的规划目标情况进行量化考核。机构层面考核科室负责人，或在某个重点项目、重点平台的项目负责人；科室层面考核具体细化到某个项目的执行情况、一定的科研产出目标等。

五、常见问题

1. 规划缺乏逻辑

机构科技发展规划是一项系统性工程，规划目标的制定、任务举措都围绕科研活动、学科建设、人才培养、平台建设等诸多方面，同时还涉及人、财、物资源配置，需要考虑的层次因素众多，容易导致规划编制缺乏逻辑，造成总体规划和专项规划、科室规划脱节，以至于规划无法完成。运用相关工具如“逻辑框架法”（Logical Framework Approach）对规划进行整体设计，有利于提升规划的逻辑性。

2. 目标设定不符合实际

目标设定不符合实际的主要原因：一是对现状分析不够，对机构自身的情况了解不透彻，导致目标研判失误，最终无法完成；二是规划实施不合理，导致该规划无法完成；三是未进行规划实施的动态监测，如当国家、省、市科技政策发生变革或者机构自身面临巨大变化时，规划未及时调整。因此在制定目标前，首先，对机构所处的宏观环境、面临的问题要有充分的认知，在上述现状分析的基础上，充分运用多种管理工具如SWOT分析法、SMART原则、问题树、任务分析法等对现状、目标进行校正；其次，规划编制完成后，及时分解规划目标，落实责任主体，及时将目标任务传达给职工；最后，重视规划的实施，做好规划实施的动态评估，特别是在因国家、省、市科技政策发生变化时能够及时调整策略。

3. 资源配置不合理

合理资源配置的前提是要做好投入产出分析，科技资源的投入是基于目标来设定的，因此要尽可能地将科研相关目标及考核指标进行量化。医学科研活动是技术密集型、知识密集型活动，为此要特别强调人力资源的合理配置，厘清规划期内人力资源的引进情况，根据拟引进人才和现有人才情况做好人才投入预算。财力资源投入主要包括项目经费、科研奖励等，项目经费中除去对外获取的经费外，需要做好医院配套经费的预算和使用。在科研奖励方面，将最新政策与规划期内产出目标相结合，测算出规划期内的科研奖励。物力资源主要是大型科研设施建设与设备购置，通常纳入了医院自身建设规划，相对固定。

科研活动是探索未知的过程，具有较强的不确定性，因此并非在规划时合理配置就足够，还需在规划执行过程中及时进行调整。

第三章　科研队伍建设

第一节　科研管理队伍建设

一、医学科研管理人员专业素质

行业的竞争归根结底就是人才的竞争，这对医学科研管理工作而言也不例外。科研管理人员的专业素质对科研工作的实施效果和质量有很大的影响，体现在科研管理人员参与的科研工作的组织、督导以及咨询等工作。因此，加强对医学科研管理人员专业素质的培养很有必要。

（一）医学科研管理人员专业素质要求

一般来讲，科管队伍包括专职和兼职的科管人员。专职科管人员主要在科管部门工作，面向全院。按照其专业背景可以分成三类：一是医学专业毕业生到单位直接从事科研管理工作；二是单位专业技术人员转岗从事科研管理工作；三是非医学专业人员从事科研管理工作。一般情况下第一和第二类科研管理人员都有一定的医学专业知识，但却缺乏管理能力，第三类科管人员则是不具备较强的医学专业知识，但管理能力可能比较强。另外，还有各科室设的兼职科管人员，这些人员在承担医疗卫生或科研工作的同时，兼做科室内部的科研管理工作。

随着现代科技的发展，医疗卫生机构的科研除了医学知识外还涉及多学科知识的交叉融合创新，包括大数据技术、物联网技术、人工智能技术等的应用。这对科研管理人员提出了新的挑战，要求他们既要具备管理学知识、医学专业知识和交叉学科知识，帮助指导科研人员进行项目选题、申报、实施和验收，以及完成成果登记、专利申请、技术开发、成果转化等科研活动，又要能利用科研管理系统等现代化工具，实施对科研项目、科研产出、科研平台、科研经费、科研人才的全方位一体化管理。

一般来讲，专职科研管理者须具备：①熟练掌握科技法规政策。国家的科技政策和各种法律法规是科研管理工作所依据的准则。学习科技政策可以使管理者了解国家、地区整体科技发展规划，为单位科技发展方向提出切实可行的建议。学习法律法规可以保护知识产权等，帮助科研工作者在遵纪守法的基础上搞好科学研究。②专业知识和业务能力。科研管理人员必须掌握专业知识，包括医学相关专业知识和管理方法理论，同时要具备科研管理的业务能力，主要包括科研项目管理、科研产出管理、科研技术平台管理、学科建设与人才管理等几个大方面，涉及项目的申报立项、中期考核、结题、成果鉴定、成果的推广转化、成果报奖、专利申请、科技合同/协议的签订，论文的发表、科技人才的培养等。只有科研管理者更专业，才能提供出专业的科研服务与指导。③高水平的个人综合素质。现代化科研管理人员在掌握专业知识和业务能力外，还要有广博的知识和各种技能。如：组织协调能力、沟通交往能力、文字写作能力、信息获取能力，以便最大限度地满足科研管理工作的需要。④牢固的服务意识。科技管理活动是围绕着科技活动所进行的服务工作而展开的，科管工作的根本体现在为科技服务，因此，科管人员要树立牢固的服务意识，积极主动为科技工作者提供最优质的服务。⑤不断学习提升自我的意识和行动。科研管理人员要有不断学习提升自我的意识和行动，只有不断提升自己才能与时俱进，才能不断创新，适应新时代科技发展的需要，满足现代化科研管理者的要求。

不同情况的科管人员专业素质要求也不同，各机构要根据人员的具体情况进行指导与培训，有不同的侧重点。例如，高学历管理者具备了较扎实的医学专业知识，应侧重管理理论、政策法规的学习，为制订学科发展规划和决策做参谋；一般管理者日常事务处理能力较强，则应侧重生命科学新知识的补充及综合能力的提高。可以参考表3-1医学科研管理人员专业素质评估量表进行评估。

表3–1 医学科研管理人员专业素质评估量表

维度	项目	得分			
		4	2	1	0
科技政策、制度、法律法规，科技信息	1.熟悉相关的科技政策、制度、法律法规				
	2.能及时获取科技信息				
医学方面的背景知识	3.有医学专业背景				
	4.有系统的医学知识				

续表

维度	项目	得分			
		4	2	1	0
管理方面的背景知识	5.有管理专业背景				
	6.有系统的管理学知识				
科研项目管理	7.辅助项目申报书的设计、撰写、修改				
	8.熟悉项目立项、中期检查、结题验收的流程				
	9.了解项目经费的使用要求				
科研论文	10.了解常见的医学类数据库检索				
	11.有一定的外文阅读能力，掌握SCI、ESI、EI等				
专利	12.熟悉专利申报的相关政策				
	13.熟悉专利申报、授权、转化的过程				
科研成果奖项	14.熟悉科研成果奖项的政策				
	15.熟悉科研成果鉴定、成果的推广转化、成果报奖的流程				
科研平台管理	16.熟悉平台建设的政策				
	17.熟悉平台建设的流程				
学科建设	18.熟悉学科建设的政策				
	19.熟悉学科建设的流程				
科研人才培养	20.熟悉科技人才的政策				
	21.熟悉科技人才的流程				
组织协调能力	22.有较强的服务意识				
	23.有沟通技巧、能组织多部门合作				
办公能力	24.熟练使用Word、Excel等办公软件				
	25.有一定的公文撰写能力				
总分					

（二）提升医学科研管理人员及队伍素质的策略

1. 科研管理人员自身素质的培养

科研管理人员自身要加强专业知识学习，拓宽知识面，不断提高业务素质。科研管理人员必须与时俱进，了解国内外医学发展现状；了解各学科前沿的科技动态。学习医学背景知识，也要提升管理知识和管理能力，掌握和应用现代化的管理理论和方法。另外，注重思路创新、观点创新、方法创新等。

2. 加强对科研管理人员的培训

上级领导要特别注重对科研管理人员的培养，按照科研管理部门的业务需求对科研管理人员开展有计划的培训，包括学习国家和省（市）科技方针政策、科研项目管理、科研人才管理、科研经费管理、成果转化管理、科研系统管理等专业知识，并不断地进行知识更新，使管理人员的整体素质持续提升，成为复合型专业化科管人才。

3. 加强科研管理人员之间的交流

一个人的能力与经验是有限的，想要迅速提升科研管理水平，必须要学会借鉴，懂得从别人的经验中学习、总结和提高。因此，要创造交流的平台与机会，经常性的组织一些经验交流会（包括院内的交流与院外的交流）、研讨会，促进科研管理人员之间相互进行交流、学习与探讨，对科研管理人员的提升有很好的促进作用。

4. 不断完善科研管理制度与体系

科研管理要具有创新性，要根据科学研究的特点，通过对科学研究自身的规律及外界环境与条件的不断认识，不断完善科研管理制度与体系，使之能够更好地适应和促进科学研究的发展。完善的科研管理制度与体系是科管人员的“工具”，使得科研管理工作有章可循，发挥制度保障作用，使科研管理工作起到事半功倍的效果。

5. 完善激励制度，提高科研管理人员的积极性

为了激励科研管理人员积极、主动地工作，应建立优胜劣汰的竞争机制，对那些爱岗敬业、工作业绩突出的科管人员给予鼓励和表彰，在绩效分配上有所体现，也可以在职称评定、优秀员工评选等方面有适当的体现。

6. 打造稳定的科研管理队伍

科研队伍的管理，要统筹安排，合理使用。根据每个管理者不同的特点和爱好将他们安排在不同的岗位，充分发挥其各自的优势。可以通过轮岗形式使科管人员全面了解各岗位，使每个科研管理者既把自己分管的工作做精、做细，又对其他岗位的工作有所了解。科管人员之间相互配合和团结合作，保持管理队伍的稳定性。

综上所述，科研管理是一项综合性、连续性的工作，对科研管理人员有较高的要求，因此，科研管理人员需要不断地学习，加强自身修养，充实自己，在平时的工作实践中要勇于探索，不断总结管理工作中有益的经验和教训，努力成为高素质的科研管理人才，努力提高科研管理水平，创新管理方法。只有这样，才能为广大的科技工作者提供最优质的服务，为医学科技事业做出贡献。

第二节　各类委员会管理

一、医疗卫生机构学术委员会定义

医疗卫生机构学术委员会是单位最高学术机构，是统筹行使学术事务咨询、指导、评定和决策等的横向机构，也是推动医疗卫生机构学术进步，倡导医疗卫生机构科研人员不断追求学术创新，坚守学术责任，恪守学术道德，维护学术声誉，促进医疗卫生机构学科发展的管理机构。

医疗机构学术委员会是在医疗卫生机构党政班子领导下开展工作，但在学术问题上具有相对独立的地位。

二、组织机构

医疗卫生机构学术委员会一般由15～23人组成。其中设主任委员1名，一般由医疗卫生机构负责人或学术带头人担任；副主任委员1～3名，第一副主任一般由医疗卫生机构科研分管领导担任；有条件可以增设名誉主任1名。

医疗卫生机构学术委员会委员可以采用招聘、推荐等方式产生，主任/副主任委员由学术委员会委员选举产生。委员会实行任期制，任期5年，可以连任。

医疗卫生机构学术委员会会议批准后，可根据需要成立常设性的或临时性的评定组或专题组，代表医疗卫生机构学术委员会处理一定范围的业务及学术问题。

医疗卫生机构学术委员会下设办公室，是所属的常设机构。一般设在医疗卫生机构科研管理部门。医疗卫生机构学术委员会另设秘书1～2名，一般由科研管理部门负责人担任，也可由委员会其他委员兼任；主任委员负责全面工作，副主任委员协助主任委员开展工作，秘书在主任委员和副主任委员的领导下负责组织委员会的日常工作。主要负责受理审查项目、安排会议日程、会议记录、决议通告、档案管理及其他日常工作。

医疗卫生机构学术委员会委员原则上年龄在60岁以下，身体健康，工作在科研第一线，取得突出科研业绩，在本学术研究领域有较大影响力或较高知名度；有参与学术决策的热情和决策能力；坚持原则，顾全大局，学风正派，客观公正；应涵盖医疗、预防、护理、检验、放射、药学、科研、管理、财务等专业；具有副高以上技术职称人员担任。

委员可根据需要进行变更。如委员本人书面申请辞去委员职务，委员工作变动或调离，委员连续三次非正当理由缺席学术委员会会议，委员违反有关规章制度，医疗卫生机构学术委员会秘书提交主任委员签字确认，由医疗卫生机构办公会及党委常委会批准，不再担任委员。

如有人员变动，应按委员产生程序及时补充，以保证足够数量的委员开展工作。也可以临时聘请外部专家或第三方中介机构就特殊专业问题进行咨询。

三、委员职责与义务

医疗卫生机构学术委员会对职责范围内的事项发表意见和建议，进行评定和表决，对争议的事项开展必要的调查，对医疗卫生机构学术委员会最终评定和决策结果可持保留意见。

应认真审阅相关材料，出席医疗卫生机构学术委员会会议。特别是在评议和决策事项时，如无特殊情况不能缺席。确有特殊情况不能出席，须提前向主任委员请假，同行评议和决策事项时要提交书面表决意见。

医疗卫生机构学术委员会委员应严格按照规定，科学、公正、实事求是地指导、评定和决策事项。

对医疗卫生机构学术委员会的评定及决策事项中涉及保密内容的，须遵守有关保密规定。

委员不得委托他人代为参加医疗卫生机构学术委员会的评定及决策。

四、委员会职责与权限

医疗卫生机构学术委员会主要职责与权限：

（1）审定科研教学成果、人才培养计划和质量的评价标准；

（2）审定科研系列及其他专业技术职务评聘中的有关学术评定标准；

（3）审议有关规范医疗卫生机构学术道德的重要事项和评议学术不端行为；

（4）审议学科、科研人员队伍建设规划，审议科研以及有关的社会服务改革与发展的重大政策与措施；

（5）审议学科、专业设置方案，审议医疗卫生机构内设学术机构的设置与调整方案，以及科研成果奖励办法及实施细则，审议学科资源的配置方案；

（6）审议学术委员会办公室的年度工作计划；

（7）评定科研以及有关社会服务的重要成果；

（8）评定医疗卫生机构自主设立的重大科研项目；

（9）审定医疗卫生机构学术委员会各学科分委会和研究所/室（实验室、中心和研究室）学术委员会章程；

（10）对医疗卫生机构预算决算中科研经费的分配和使用提出咨询意见，对科研重大项目的申报及资金的分配使用提出咨询意见，对外开展重大项目合作提出咨询意见；

（11）决定或审议医疗卫生机构授权认为应当提交决定或审议的事项，以及其他按国家或医疗卫生机构规定应当决定或审议的事项。

五、议事规则

医疗卫生机构学术委员会会议应在固定时间召开，原则上每年召开次数不少于两次，有紧急情况可临时召开。

医疗卫生机构学术委员会按照民主集中制原则评定和决策事项，会议由主任委员主持，可在主任委员的授权下由副主任委员主持。

需提交医疗卫生机构学术委员会评定和决策事项时，由医疗卫生机构学术委员会秘书提交会议讨论。如事项为非保密等级，医疗卫生机构学术委员会秘书应在会议召开前提供相关资料给委员提前熟悉。

医疗卫生机构学术委员会会议须有2/3以上委员参会才能举行。医疗卫生机构学术委员会需以投票方式做出决定时，到会委员需半数以上同意方可通过。投票建议采用记名投票表决方式。医疗卫生机构学术委员会秘书及办公室人员应为各委员投票结果保密。同时，表决结果接受医疗卫生机构相关部门的监督和质询。

医疗卫生机构学术委员会会议召开后，经主任委员签字确认，在3～5个工作日内发布会议纪要及相关文件。如有必要由医疗卫生机构学术委员会办公室提交医疗卫生机构办公会及党委常委会审定。

第四章 学科建设

第一节 学科建设的重要性

一、什么是学科建设

（一）学科的概念

学科指相对独立的知识体系，学科分类与代码标准（GB/T13745—2008）依据学科的研究对象、本质属性或特征、研究方法、研究目的与目标等将学科分类定义，共设62个一级学科、676个二级科学、2382个三级学科。国家临床重点专科或省级医学重点学科即主要依据该标准对学科进行分类。

（二）学科与科室、专业、专科的区别

学科不等同于医疗卫生机构的科室和我们通常所说的专业、专科等，它们的区别如表4-1所示。

表4-1 学科与科室、专业、专科的区别

	内涵	举例
学科	独立的知识体系 学科门类分为自然科学、农业科学、医药科学、工程与技术科学、人文与社会科学等	一级学科：基础医学、临床医学、预防医学与公共卫生学、军事医学与特种医学、药学、中医学与中药学等； 二级学科：临床诊断学、保健医学、理疗学、内科学、外科学、妇产科学、儿科学、眼科学、耳鼻咽喉科学、口腔医学、皮肤病学、性医学、神经病学、精神医学、重症医学、急诊医学、肿瘤学、护理学等； 三级学科：医学影像学、康复医学、麻醉学、心血管病学、胸外科学、妇科学、小儿外科学、口腔矫形学、肿瘤预防学、专科护理学等

续表

	内涵	举例
科室	组织形式、团队概念——为方便管理划分的部门	心内科、胸外科、肿瘤科、放射科、超声科
专业	学业或职业方向，教育部制定的高等学校本科专业目录[普通高等学校本科专业目录(2020年版)]，学科门类/专业类/专业	临床医学、麻醉学、放射医学等，名称与学科类似，分类不如学科分类细
专科 (亚专科)	医疗机构诊疗范围规范； 卫健委依据GB/T13745—2008临床医学一级、二级、三级学科及相关专业而定	耳鼻喉科、呼吸科、妇产科、骨科、口腔科、眼科、胸外科等； 消化病、肾脏病、心血管病、风湿病等； 肿瘤学、血液学等； 检验医学、超声医学、老年医学、急诊医学、临床药学、生殖医学等； 健康管理

学科与专科的区别与联系：学科侧重研究层面，为专科建设引领方向和培养人才；专科注重实践层面，是学科建设基地，将科研成果转化为专科特色。专科（亚专科）是临床学科建设的着力点，二者的交集是集医疗、教学、科研为一体的重点专科。

（三）医学学科建设的内涵

医学学科建设内涵十分广泛，包括人才、技术、设备、服务和营销等因素，其中人才是核心，技术是根本，服务是关键，设备是支撑，营销是手段。只有几者有机结合，互相渗透、高效运转，才能使学科建设步入良性发展轨道。

二、学科建设的重要性

学科代表医疗卫生机构的水平和特色，决定医疗卫生机构的形象、声誉和竞争力，是医院发展的重中之重。从当前对医院的评价情况来看，无论是业界同行，还是患者群体，关注的重点不在于机构的规模，而是机构的学科。

可以说，学科建设是强院之本，兴院之基。加强学科建设，从根本上解决医疗诊治低水平、低层次，是医院增强参与医疗市场竞争实力的必然选择。

第二节　学科建设常见问题

不同级别、不同性质、不同发展阶段的医疗卫生机构在学科建设中面临的问题也不尽相同，如表4-2所示。

表4-2　不同医院学科建设常见问题

医院级别	代表性医院	常见问题
大型三甲教学医院	复旦版中国医院排行榜和中国医院科技量值排行榜榜上排名靠前的医院	临床研究水平有待提高； 缺少国际先进的标志性科研成果
大型三甲非教学医院	省级医院	1.缺少高层次人才； 2.核心技术优势不突出； 3.缺少好的科研平台，教学是短板
普通三甲医院	市级医院	1.缺少医教研综合素质高的人才； 2.缺少核心和特色技术优势； 3.科研和教学都弱； 4.对学科建设重视度仍较低，缺少相应规划等
二级医院	县区级医院	1.学科建设意识薄弱； 2.人才短缺； 3.临床诊疗水平仍较低； 4.基本无科研、教学等

第三节　如何开展学科建设

一、开展学科建设SWOT分析

开展学科建设首先要厘清学科基础现状，可从机构和科室层面采取SWOT分析法找出学科建设内部的优势和短板，以及学科建设面临的外部机会和威胁等，如表4-3所示。

表4-3　学科建设SWOT分析

S优势 特色突出，有较高学术造诣的学科带头人，医、教、研综合实力较强，基础条件较好的学科	W弱势 临床服务能力较弱、学科带头人实力较弱、人才少、基础条件差
O机会 医疗市场未被满足的需求或新兴需求； 国家政策要求； 新兴技术	T威胁 有较强实力的竞争对手； 学科带头人或骨干流失

二、学科建设理念

学科建设应围绕“提升医疗卫生水平，解决临床（或健康）问题，为患者、群众服务”的目标而开展。开展学科建设要明确理念，找准定位，突出重点，分类发展，才能实现学科建设有序发展，借鉴实践经验，建议如下。

（一）优势学科做大做强

将现有优势学科做大做强，形成规模，并以此为龙头和依托，发挥示范引领和辐射作用，带动机构其他学科的建设和发展。

（二）弱势学科加大扶持

对于相对弱势的学科，逐步加大扶持力度，促进学科加快发展。

（三）紧缺学科抓紧创建

对于社会需求量大或机构发展战略有需求却尚未建立的紧缺学科，根据机构实际状况和需求创建起来，丰富完善学科体系。

（四）学科发展集群化

按疾病分类组建学科研究中心或专业诊疗中心是目前医疗卫生机构的一个发展趋势。按系统疾病分类将学科进行融合和重组，优化学科布局结构，依托重点学科辐射相关学科，做强学科链条，进而形成重点突出、优势显著的特色学科群。

三、学科建设的关键要素——“四力”

（一）潜力：学科方向

学科是否有发展潜力，要看学科方向是否找得准，对于学科涉及的关键病种、核心技术等要有全面、科学、细致的分析，确定学科方向要有前瞻性。

（二）人力：学科团队

学科团队是学科建设的核心竞争力，其中学科带头人尤为关键，其思想品质、学术水平、业务能力和管理能力的强弱直接决定着学科的发展。其次，要建立职称、年龄、学历、专业等结构合理的学术梯队。

（三）财力：建设经费

学科建设和发展离不开经费支持，机构要设立专门的学科建设经费，用于学科设备设施建设、开展科学研究、人才培养与学术交流等。

（四）物力：学科基地

学科的发展除了要有临床专科基地或实践基地，还要有开展研究所需的实验室等平台。

四、医学学科建设路径

分析现状，找出薄弱点—扩大病源、完善技术—临床工作量增加—形成特色、提高质量—临床得到发展—确保质量、强化特色—科研、教学同步发展—成为优势临床学科。

五、医学学科建设的内容

（一）学科规划

学科建设首先要有规划，从机构层面应基于目标愿景和对发展理念的定义，制订机构的学科发展规划。明确重点建设的学科，同时要确保有可持续性，避免领导换、重点学科变的不利因素。在制订规划时，需要注意机构拥有的资源是有限的，不可能所有学科同步发展，必须有所侧重，坚持“有所为，有所不为”，把有限的资源优先投入医疗卫生服务质量较高、优势特色突出、学术队伍梯队结构合理、有较高学术造诣的学科带头人、教学和科研水平较高、综合实力较强、基础条件较好的学科。

从学科层面，应基于机构对学科建设的要求，特色化、差异化的策略，学科基础及其可借助的资源等，制订本学科发展的规划，明确学科发展的方向，并以此加强学术梯队建设、开展医疗卫生、科研、教学活动等。

（二）学科方向

学科方向要以基于核心病种的临床/健康问题为导向。

（三）学科队伍

重点学科形成的过程，是学科带头人带领一个人才群体实施创造性思维的科研过程。优秀的学科带头人和层次分明、结构合理的人才梯队对学科发展尤为重要。因此，在学科建设中，必须积极培养、选拔和引进优秀的学科带头人，通过选举、推荐、考核、选拔等方式， 选择思想品质好、学术水平高、业务技能精、管理能力强的学术带头人，并定期进行培养和考核，使其胜任带领学科人员全面推进本学科发展的重任。同时，还应当培养一批优秀的中青年骨干，形成职称、年龄、学历、专业等结构合理的学术梯队，如表4-4所示。

表4–4　学科人才梯队要求

	学科人员构成
纵向	领军人才、学术骨干、青年人才、后备人才
横向	医疗卫生人员、研究人员、辅助人员及其他合作人员

学科的发展，除了核心队伍和骨干队伍外，还需要合作队伍、学生队伍等。

对于学科人才，要立足内培和外引。尤其要着眼于年轻人的培养，通过传、帮、带，选派他们赴先进机构进修，鼓励他们参加学术交流，并邀请专家来院讲学等多种方式培养。

（四）服务能力

学科防治水平是患者和大众选择医院的重要依据。需要紧密结合服务对象和学科发展的需要，切实提高防治能力。大力开展新技术、新业务，创学科品牌，形成较强的优势特色技术。围绕临床疑难杂症的诊治，重大疾病防治，加强国内外技术合作和交流，引进新技术，并结合工作实际予以创新，形成独具特色的技术优势，使学科建设始终充满活力。

（五）科学研究

科技创新能力是学科的核心竞争力，帮助学科拥有原创技术、制定相关指南，可促进学科建设由“高原”发展成为“高峰”。科学研究要以临床健康问题为引擎，应着眼于应用研究，以解决实际问题，同时重视基础理论的研究，更好地发挥与利用现有技术，解决专业难题，提高安全性和特色性，拓宽服务范围。

（六）学科文化

1. 以制度促管理

建立健全岗位责任制及分工制度、考核评估制度、竞争激励机制等，促进学科建设管理。

2. 以学习促提升

营造良好的学习氛围，鼓励科研人员外出进修学习、参加学术会议等。科室内部定期组织学习研讨会，促进学科团队人员能力和素质提升。

3. 以团结促发展

学科发展离不开全体成员的努力，通过联合申报和实施科研项目、定期开展团队建设活动等，提升团队的向心力和凝聚力，助力学科发展。

六、国家或省医学重点学科建设要求

（一）国家临床重点专科建设要求

国家临床重点专科评审标准分基础条件、医疗技术队伍、医疗服务能力与水平、医疗质量状况、科研与教学五部分，量化900分制，各临床重点专科评分标准五部分所占分值不尽相同，其中，医疗服务能力与水平、医疗质量状况分值占比较高。

（二）省医学重点学科建设要求（以四川省为例）

四川省医学重点学科共分甲级学科（实验室）、乙级学科（实验室）、甲级专科、乙级专科四级。

评价指标体系和标准动态调整变化，目前的评价指标体系（2019版）共设6个一级指标（科研能力、业务技术、人才队伍、教育培训、社会责任、项目管理）、18个二级指标、70个三级指标。各指标总评分1000分，各级别学科（专科）立项及验收、动态评估参考标准，如表4-5所示。

表4-5　四川省医学重点学科评估参考标准

	立项参考标准	验收、动态管理参考标准
甲级学科（实验室）	800	900
乙级学科（实验室）	600	700
甲级专科	500	600
乙级专科	400	500

1. 申报医学重点学科前准备工作

（1）对照评审标准梳理本学科的短板，有针对性地加强建设。提前规划并做好研究、学术交流、人才引进、教育培训等工作。建设过程中，要注重外引内联，主动与本学科相关联的上级医院团队或省内先进学科共同开展科研合作，申请国家级、省级项目，共享数据资料、撰写论文等；根据学科性质联合院内上下游学科开展研究、报奖和推广成果等。

（2）根据评审要求规范搜集整理学科评审所需资料，围绕标准呈现支撑材料，确保每个得分点都有证明材料。

2. 医学重点学科立项后建设

（1）匹配建设经费，根据立项要求3∶1匹配建设经费。

（2）根据验收和动态评审的标准和要求，做好科学研究、业务技术、人才队伍建设、教育培训、社会责任等各项工作。

第五章　平 台 建 设

第一节　平台类别

一、国家级平台基地

2017年8月，科技部、财政部、国家发展改革委关于印发《国家科技创新基地优化整合方案》，方案提出国家科技创新基地按照科学与工程研究、技术创新与成果转化、基础支撑与条件保障三类布局建设。

科技平台是医疗卫生机构提升科研水平、促进医疗卫生服务水平提高的重要支撑条件，国家、省、市等各级政府高度重视科技平台建设，设立了多类平台可供申请，各医疗卫生机构可根据自身情况独立申报或参与申报，市、县级机构可主动联系实力机构作为网络成员单位参与申报。

（一）科学与工程研究类国家科技创新基地

科学与工程研究类国家科技创新基地定位于瞄准国际前沿，聚焦国家战略目标，围绕重大科学前沿、重大科技任务和大科学工程，开展战略性、前沿性、前瞻性、基础性、综合性科技创新活动。主要包括：国家实验室、国家重点实验室。

1. 国家实验室

国家实验室是体现国家意志、实现国家使命、代表国家水平的战略科技力量，是面向国际科技竞争的创新基础平台，是保障国家安全的核心支撑，是突破型、引领型、平台型一体化的大型综合性研究基地。目前医学领域尚无批准立项的国家实验室。

2. 国家重点实验室

国家重点实验室是面向前沿科学、基础科学、工程科学等，开展基础研究、应用基础研究等，推动学科发展，促进技术进步，发挥原始创新能力的引领带动作用。2003年，科技部设立“省部共建国家重点实验室培育基地”计划，强调区域优势、特色同国家战略结合，培育基础研究“国家队”的“预备队”，以进一步加强地方与国家在基础研究方面的衔接。2018年6月25日，科技部发布《关于加强国家重点实验室建设发展的若干意见》，到2020年基本形成定位准确、目标清晰、布局合理、引领发展的国家重点实验室体系。管理体制、运行机制和评价激励制度基本完善，实验室经优化调整和新建，数量稳中有增，总量保持在700个左右。医学领域国家重点实验室，如表5-1所示。

表5-1　医学领域国家重点实验室

国家重点实验室名称	依托单位
天然药物及仿生药物国家重点实验室	北京大学
医学神经生物学国家重点实验室	复旦大学
遗传工程国家重点实验室	复旦大学
医药生物技术国家重点实验室	南京大学
药物化学生物学国家重点实验室	南开大学
医学基因组学国家重点实验室	上海交通大学
口腔疾病研究国家重点实验室	四川大学
生物治疗国家重点实验室	四川大学
传染病诊治国家重点实验室	浙江大学
华南肿瘤学国家重点实验室	中山大学
眼科学国家重点实验室	中山大学
中药质量研究国家重点实验室	澳门大学、澳门科技大学
呼吸疾病国家重点实验室	广州医科大学
医学免疫学国家重点实验室	中国人民解放军海军军医大学
创伤、烧伤与复合伤研究国家重点实验室	中国人民解放军陆军军医大学
肿瘤生物学国家重点实验室	中国人民解放军空军军医大学
分子生物学国家重点实验室	中国科学院上海生命科学研究院
神经科学国家重点实验室	中国科学院上海生命科学研究院
新药研究国家重点实验室	中国科学院上海药物研究所
创新药物与制药工艺国家重点实验室	上海医药工业研究院
分子肿瘤学国家重点实验室	中国医学科学院肿瘤医院肿瘤研究所
医学分子生物学国家重点实验室	中国医学科学院基础医学研究所
实验血液学国家重点实验室	中国医学科学院血液学研究所
病毒基因工程国家重点实验室	中国预防医学科学院病毒学研究所
传染病预防控制国家重点实验室	中国疾病预防控制中心

续表

国家重点实验室名称	依托单位
癌基因及相关基因国家重点实验室	上海市肿瘤研究所
航天医学基础与应用国家重点实验室	中国航天员科研训练中心
病原微生物生物安全国家重点实验室	中国人民解放军军事医学科学院
蛋白质组学国家重点实验室	中国人民解放军军事医学科学院
长效缓控释和靶向制剂及技术国家重点实验室	山东绿叶制药股份有限公司
中药制药新技术国家重点实验室	鲁南制药集团股份有限公司
药物制剂新技术国家重点实验室	扬子江药业集团有限公司
省部共建药用植物功效与利用国家重点实验室	贵州医科大学
省部共建中亚高发病成因与防治国家重点实验	新疆医科大学
省部共建放射医学与辐射防护国家重点实验室	苏州大学
省部共建超声医学工程国家重点实验室	重庆医科大学
军民共建军事口腔医学国家重点实验室	中国人民解放军空军军医大学

（二）技术创新与成果转化类国家科技创新基地

技术创新与成果转化类国家科技创新基地定位于面向经济社会发展和创新社会治理、建设平安中国等国家需求，开展共性关键技术和工程化技术研究，推动应用示范、成果转化及产业化，提升国家自主创新能力和科技进步水平。主要包括国家工程研究中心、国家技术创新中心和国家临床医学研究中心。

1. 国家工程研究中心

面向国家重大战略任务和重点工程建设需求，开展关键技术攻关和试验研究、重大装备研制、重大科技成果的工程化实验验证，突破关键技术和核心装备制约。医学领域国家工程研究中心，如表5-2所示。

表5–2　医学领域国家工程研究中心

国家工程研究中心名称	依托单位
超声医疗国家工程研究中心	重庆融海超声医学有限公司
抗体药物国家工程研究中心	上海抗体药物国家工程研究中心有限公司
药物制剂国家工程研究中心	上海现代药物制剂有限公司
组织工程国家工程研究中心	上海国睿生命科技有限公司
中药制药工艺技术国家工程研究中心	南京海陵中药制药工艺公司
微生物药物国家工程研究中心	华北制药集团新药公司

续表

国家工程研究中心名称	依托单位
人类干细胞国家工程研究中心	湖南海利惠霖生命科技公司
中药提取分离过程现代化国家工程研究中心	广州汉方现代中药公司
基因工程药物国家工程研究中心	广东暨大基因药物公司
手性药物国家工程研究中心	成都凯丽手性技术有限公司
中药复方新药开发国家工程研究中心	北京中研同仁堂医药公司
蛋白质药物国家工程研究中心	北京正旦国际科技公司
新型疫苗国家工程研究中心	北京微谷生物医药有限公司
生物医学材料国家工程技术研究中心	四川大学

2. 国家技术创新中心

面向影响国家长远发展稳定的行业和产业需求，开展重大共性关键技术和产品研发、成果转化及应用示范。目前医学领域尚无批准立项的国家技术创新中心。

3. 国家临床医学研究中心

国家临床医学研究中心是由科技部会同国家卫健委、军委后勤保障部和食品药品监管总局共同开展建设，是面向我国疾病防治需求，以临床应用为导向，以医疗机构为主体，以协同网络为支撑，开展临床研究、协同创新、学术交流、人才培养、成果转化、推广应用的技术创新与成果转化类国家科技创新基地。

国家临床医学研究中心面向重大临床需求，在相关疾病领域和临床专科建设中心及其创新网络，依托网络开展大样本临床循证、转化医学和防控策略研究，利用网络开展新技术、新产品、新方案的协同创新，为提高临床诊疗水平提供科技支撑；紧密围绕我国重大慢性疾病和常见多发病的防治需求，进一步完善中心布局，在新建中心的布局上注重不同区域的平衡，实现主要疾病领域和临床专科的全覆盖。引导建设国家临床医学研究中心分中心，鼓励各地方建设省级临床医学研究中心，实现区域的合理布局，形成全国性的网络体系；面向基层医疗卫生需求，注重适宜技术的转化推广和专业医务人才的技能培训，提升诊疗水平和服务能力，为整体提高全国医疗卫生水平和实施分级诊疗，发挥科技的支撑作用；按照《国家临床医学研究中心管理办法（2017 年修订）》，建立考核评估机制，完善评价激励措施；建立有效的协同创新、开放共享机制，鼓励同领域的中心之间建立有效的协同机制；明确相关部门、地方和依托单位的职责，给予中心更大的资源保障和政策支持，不断探索营造有利于中心稳定发展的政策环境。

“十三五”国家临床医学研究中心建设主要疾病领域和临床专科包括：心血管系统疾病、神经系统疾病、恶性肿瘤、呼吸系统疾病、糖尿病与代谢疾病、精神心理疾病、感染性疾病、老年疾病、肾病与泌尿系统疾病、妇产疾病、消化系统疾病、口腔疾病、儿童健康与疾病、出生缺陷与罕见病、骨科与运动康复、眼耳鼻喉疾病、皮肤与免疫疾病、血液系统疾病、职业病、地方病、中医、影像医学、医学检验、病理诊断、麻醉医学、急危重症、放射与治疗、医学营养。

目前，我国共批准试点建设4批、共涉及28个领域、50家国家临床医学研究中心，如表5-3所示。

表5–3 国家临床医学研究中心

中心名称	依托单位
国家心血管疾病临床医学研究中心	中国医学科学院阜外心血管病医院
	首都医科大学北京安贞医院
国家神经系统疾病临床医学研究中心	首都医科大学附属北京天坛医院
国家慢性肾病临床医学研究中心	中国人民解放军南京军区南京总医院
	中国人民解放军总医院
	南方医科大学南方医院
国家恶性肿瘤临床医学研究中心	中国医学科学院肿瘤医院
	天津医科大学附属肿瘤医院
国家呼吸系统疾病临床医学研究中心	广州医学院第一附属医院
	卫生部北京医院
	首都医科大学附属北京儿童医院
国家代谢性疾病临床医学研究中心	中南大学湘雅二医院
	上海交通大学医学院附属瑞金医院
国家精神心理疾病临床医学研究中心	北京大学第六医院
	中南大学湘雅二医院
	首都医科大学附属北京安定医院

续表

中心名称	依托单位
国家妇产疾病临床医学研究中心	中国医学科学院北京协和医院
	华中科技大学同济医学院附属同济医院
	北京大学第三医院
国家消化系统疾病临床医学研究中心	第四军医大学西京医院
	首都医科大学附属北京友谊医院
	第二军医大学长海医院
国家口腔疾病临床医学研究中心	上海交通大学医学院附属第九人民医院
	四川大学华西口腔医院
	北京大学口腔医院
	第四军医大学口腔医院
国家老年疾病临床医学研究中心	中国人民解放军总医院
	中南大学湘雅医院
	四川大学华西医院
	北京医院
	复旦大学附属华山医院
	首都医科大学宣武医院
国家感染性疾病临床医学研究中心	浙江大学医学院附属第一医院
	中国人民解放军总医院
	深圳市第三人民医院
国家儿童健康与疾病临床医学研究中心	浙江大学医学院附属儿童医院
	重庆医科大学附属儿童医院
国家骨科与运动康复临床医学研究中心	中国人民解放军总医院
国家眼耳鼻喉疾病临床医学研究中心	温州医科大学附属眼视光医院
	上海市第一人民医院
	中国人民解放军总医院

续表

中心名称	依托单位
国家皮肤与免疫疾病临床医学研究中心	北京大学第一医院
	中国医学科学院北京协和医院
国家血液系统疾病临床医学研究中心	苏州大学附属第一医院
	北京大学人民医院
	中国医学科学院血液病医院
国家中医临床医学研究中心	中国中医科学院西苑医院
	天津中医药大学第一附属医院
国家医学检验临床医学研究中心	中国医科大学附属第一医院
国家放射与治疗临床医学研究中心	复旦大学附属中山医院

（三）基础支撑与条件保障类国家科技创新基地

基础支撑与条件保障类国家科技创新基地定位于为发现自然规律、获取长期野外定位观测研究数据等科学研究工作，提供公益性、共享性、开放性基础支撑和科技资源共享服务。主要包括国家科技资源共享服务平台、国家野外科学观测研究站。

2019年6月，为完善科技资源共享服务体系，推动科技资源向社会开放共享，科技部、财政部对原有国家平台开展了优化调整工作，共形成20个国家科学数据中心和30个国家生物种质与实验材料资源库，其中医学领域资源共享服务平台，如表5-4所示。

表5-4 医学领域资源共享服务平台

资源共享服务平台名称	依托单位
国家基因组科学数据中心	中国科学院北京基因组研究所
国家人口健康科学数据中心	中国医学科学院
国家病原微生物资源库	中国疾病预防控制中心
国家病毒资源库	中国科学院武汉病毒研究所

续表

资源共享服务平台名称	依托单位
国家人类生殖和健康资源库	国家卫生健康委科学技术研究所
国家发育和功能人脑组织资源库	中国医学科学院基础医学研究所
国家健康和疾病人脑组织资源库	浙江大学
国家干细胞资源库	中国科学院动物研究所
国家干细胞转化资源库	同济大学
国家生物医学实验细胞资源库	中国医学科学院基础医学研究所
国家模式与特色实验细胞资源库	中国科学院上海生命科学研究院
国家遗传工程小鼠资源库	南京大学

（四）国家级国际科技合作基地

“国家国际科技合作基地”（以下简称“国合基地”），是指由科技部及其职能机构认定，在承担国家国际科技合作任务中取得显著成绩，具有进一步发展潜力和引导示范作用的国内科技园区、科研院所、高等学校、创新型企业和科技中介组织等机构载体，包括国际创新园、国际联合研究中心、国际技术转移中心和示范型国际科技合作基地等不同类型。为突出国际科技合作的特点，国合基地采用“分类认定，统一管理”的认定和管理原则，即对国际创新园、国际联合研究中心、国际技术转移中心、示范型国际科技合作基地等四种不同类型的国合基地，按照不同的条件和程序进行认定，并由科技部对全国的各类国合基地统一进行宏观管理。

1. 国际创新园

国际创新园是根据国家创新体系或区域创新体系建设目标，为有效利用全球创新资源，依托大型科技产业基地或园区，由科技部与省级人民政府共建的国际科技合作基地。国际创新园是由申报机构所在地省级人民政府向科技部提出申请后，科技部组织专家对申报材料进行评审，对申报机构进行考核；根据认定标准并参考专家意见和考核情况进行综合评价，由科技部发文进行认定并授牌。

2. 国际联合研究中心

国际联合研究中心是面向国际科技前沿，为促进与国外一流科研机构开展长期合作，依托具有高水平科学研究与技术开发能力的国内机构建立的国际科技合作基地。国际联合研究中心由科技部进行认定，认定程序为由国务院有关部门及各省、市、自治区科技主管部门从执行国家国际科技合作专项项目和政府间科技合作项目的相关机构中向科技部进行推荐；科技部组织专家对申报材料进行评审，对申报机构进行考核；根据认定标准并参考专家意见和考核情况进行综合评价，由科技部发文认定并授牌；由认定的国际联合研究中心与国外合作伙伴机构商议，相关国家政府主管部门进行资格认同，并经双边政府间科技合作机制确认后，择机在国外合作伙伴机构挂牌。医学领域国际联合研究中心，如表5-5所示。

表5–5 医学领域国际联合研究中心

国际联合研究中心名称	依托单位
中意中医药联合实验室	天津中医药大学
艾滋病和新发再发传染病合作基地	中国疾病预防控制中心
新生疾病和病毒与病理学国际研发中心	中国科学院武汉病毒所
干细胞国际研究中心	北京大学干细胞研究中心
免疫与表象组学国际研究中心	中国科学院生物物理研究所
系统生物学与中药国际合作研发中心	中国科学院大连化学物理研究所
系统生物医学研究中心	上海交通大学
中澳中医药国际联合研究中心	中国中医科学院西苑医院
创新药物国际联合研究中心	天津天士力集团有限公司
分子中医药学国际联合研究中心	山西中医学院
干细胞与再生医学国际联合研究中心	同济大学
发育与疾病国际联合研究中心	复旦大学
转化医学国际联合研究中心	中山大学
生物靶向诊治国际联合研究中心	广西医科大学
细胞治疗国际联合研究中心	中国国科学院动物研究所
口腔医学国际联合研究中心	北京大学
机器人微创心血管外科国际联合研究中心	解放军总医院

续表

国际联合研究中心名称	依托单位
热带病国际联合研究中心	中国疾控中心寄生虫病所
口腔疾病研究国际联合研究中心	四川大学
新疆肿瘤学国际合作研究中心	新疆医科大学附属肿瘤医院
儿童健康发展国际联合研究中心	首都医科大学附属北京儿童医院
再生医学与神经遗传国际联合研究中心	温州医科大学
医学代谢组学国际联合研究中心	中南大学湘雅医院
转化医学与临床研究国际联合研究中心	北京大学医学部

3. 国际技术转移中心

国际技术转移中心是专门面向国际技术转移和科技合作中介服务，依托国家高新区建立的国际科技合作基地。国际技术转移中心由科技部国际合作司联合科技部火炬中心进行认定，并按照以下程序进行：符合认定条件的相关机构提出申请，由所在国家高新区出具支持意见，经国务院有关部门及各省、市、自治区科技主管部门审核同意，向科技部国际合作司推荐；科技部国际合作司会同科技部火炬中心组织专家对申报材料进行评审，对申报机构进行考核；根据认定标准并参考专家意见和考核情况进行综合评价，综合考虑国家高新区国际化发展需求、地域分布、发展潜力和示范效应等因素择优选择后，由科技部国际合作司和火炬中心共同发文认定并授牌。

4. 示范型国际科技合作基地

示范型国际科技合作基地是积极开展国际科技合作，并产生显著合作成效及广泛影响，依托国内各类机构建立的国际科技合作基地，是国合基地建设全国布局、统筹发展的基础性力量。示范型国际科技合作基地由科技部国际合作司负责认定，并按照以下程序进行：申报机构结合取得的国际科技合作成效，以及自身的国际合作需求和发展目标，根据隶属或属地关系，经国务院有关部门或省、市、自治区科技主管部门向科技部国际合作司提出申请；科技部国际合作司根据部门或地方推荐意见，组织专家对申报材料进行评审，对申报机构进行考核；根据认定标准并参考专家意见和考核情况进行综合评价，综合考虑全国整体布局和各单位具体情况，由科技部国际合作司发文进行认定并授牌。

二、部委平台基地

（一）教育部平台基地

1. 教育部重点实验室

教育部重点实验室是国家科技创新体系的重要组成部分，是高等学校创新性人才的培养基地，在高校学科建设、科技创新、人才培养和培育国家级科研基地中发挥着越来越重要的作用。教育部根据科学研究、学科发展和人才培养的需要，结合实验室总体规划和布局，会同高等学校主管部门，不定期发布建设指南，组织开展实验室的立项建设，实验室申请立项时，一般应是已良好运行2年以上的行业、地方、校级重点研究机构，具有较完善的管理制度。教育部对实验室进行定期评估。定期评估周期为5年，每年评估1～2个领域。开放运行满3年的实验室应当参加定期评估。

2. 教育部工程研究中心

教育部工程研究中心是依托高等学校开展工程技术创新与系统集成的科研实体，将具有重要市场价值的科技成果进行工程化研究和系统集成，转化为适合规模生产所需要的工程化共性、关键技术或具有市场竞争力的技术产品。教育部对工程中心实行定期评估，动态管理，优胜劣汰，滚动发展的管理机制。符合工程中心立项申请基本条件的高等学校，根据工程中心建设规划，编写《教育部工程研究中心建设项目可行性研究报告》报送教育部，审查合格的可行性研究报告将组织专家进行论证，根据专家论证意见，教育部经综合研究后择优批复立项。依托地方高等学校立项建设的工程中心采取省部共建方式。工程中心建设期原则2年。通过验收后，转入运行。对于建成后运行满3年的工程中心，教育部将组织专家依据进行绩效评估，对建设成绩和评估结果优秀的工程中心教育部将给予支持和相关扶持，并视情况推荐申报国家工程（技术）研究中心。对评估绩效不佳的工程中心，教育部给予黄牌警告并责令限期整改，一年内再次评估绩效仍无较大改观的予以撤销。

3. 2011协同创新中心

2012年5月，教育部、财政部发布《高等学校创新能力提升计划实施方案》，为了发挥高校多学科、多功能的优势，积极联合国内外创新力量，有效聚集创新要素和资源，构建协同创新的新模式，形成协同创新的新优势，决定建立一批“2011协同创新中心”，根据计划的重大需求的划分，协同创新中心分为面向科学前沿、面向文化传承创新、面向行业产业和面向区域发展四种类型。计划自启动实施后，4年为一个周期，通过认定的中心建设运行满4年后，教育部、财政部将委托第三方评估。计划实施以来，已认定两批共38个“2011协同创新中心”。医学领域“2011协同创新中心”，如表5-6所示。

表5-6　医学领域“2011协同创新中心”

“2011协同创新中心”名称	依托单位	类型
生物治疗协同创新中心	四川大学	前沿
感染性疾病诊治协同创新中心	浙江大学	前沿
长三角绿色制药协同创新中心	浙江工业大学	区域

2018年，为持续推动高校协同创新，教育部启动省部共建协同创新中心认定，4年一个周期，原则上每年组织认定一次，以解决重大需求的贡献度为认定标准。认定程序采取省级推荐、部级认定的方式进行，首批共认定59个省部共建协同创新中心。医学领域“省部共建协同创新中心”，如表5-7所示。

表5-7　医学领域“省部共建协同创新中心”

省部共建协同创新中心名称	依托单位
脑重大疾病防治省部共建协同创新中心	首都医科大学
上海中医药慢性病防治与健康服务省部共建协同创新中心	上海中医药大学
眼视光行业产业省部共建协同创新中心	温州医科大学
肿瘤医学省部共建协同创新中心	中山大学
人体组织功能重建省部共建协同创新中心	华南理工大学

（二）国家卫生健康委员会平台基地

国家卫健委重点实验室

国家卫健委重点实验室的主要任务是以维护和保障人民健康为目的，面向卫生健康事业发展、面向生物医药科技创新前沿，聚焦行业重大需求，解决行业关键问题，获取自主创新成果，培养创新人才团队，促进卫生健康事业和健康产业发展。重点实验室依托在中国大陆境内合法注册2年以上的独立法人企事业单位建立，根据研究方向，重点实验室分为应用基础、转化应用、政策研究和条件保障等四类。国家卫健委依据规划布局，结合行业需求和学科发展等需要，采取自下而上和自上而下相结合的方式，分类别按照省市（司局）

推荐、公开征集、定向委托、专家提名等方式组织开展实验室的立项与建设，主要包括立项申请、评审、建设、验收评估。国家卫健委对重点实验室进行定期评估，评估周期为5年，并根据评估结果，对重点实验室进行动态调整。

（三）国家中医药管理局平台基地

1. 中医药管理局重点研究室

2012年，国家中医药管理局印发《国家中医药管理局重点研究室建设项目管理办法》，启动国家中医药管理局重点研究室建设。重点研究室建设项目的目标是依托于科研院所、高等院校、医疗机构或企业，建立一批基于中医药学科特点、代表国家水平的研究基地和技术成果孵化、转化基地。国家中医药管理局发布申报文件后，依托单位根据要求进行申报，省级中医药管理部门受理申请、进行审核遴选，择优推荐；国家中医药管理局根据推荐，组织专家委员会进行遴选评估，审核后批准立项；立项后即进入首个建设实施期，建设期为3年。

2. 国家中医临床研究基地

为加强对防治重大疾病的科研攻关，集中力量组织针对心脑血管、肿瘤、病毒性肝炎、结核病等重大疾病、传染性疾病防治的联合攻关，力争在治疗手段和方法上有所突破，形成较为成熟的综合治疗方案和有确切疗效的方剂和新药，国家中医药管理局于2008年开始，开展国家中医临床研究基地建设项目申报。项目实施以来，已完成了两批共28个国家中医临床研究基地的立项建设。

三、地方平台基地

1. 四川省重点实验室

四川省重点实验室依托高等院校、科研院所及具有较强研究开发能力和技术辐射能力的企业建设。高等院校和科研院所重点实验室的主要任务是针对学科发展前沿及经济社会发展的重要科技领域和方向，开展基础研究和应用基础研究，推动知识创新和经济社会发展；企业类重点实验室的主要任务是面向社会和行业未来发展需求，开展应用基础研究和共性关键技术研究，牵头或参与制定国际、国家和行业标准，引领和带动科技进步。

新建重点实验室由依托单位提出申请，经主管部门审核后择优向省科技厅推荐。省科技厅进行形式审查，开展前期调研，通过后组织专家进行实地考察和会议评审，评审通过后择优立项。重点实验室建设期限一般为1年。建设和运行满5年（含）以上的重点实验室均须参加周期评估。医学领域四川省重点实验室，如表5-8所示。

表5-8　医学领域四川省重点实验室

四川省重点实验室名称	依托单位
胰腺损伤与修复四川省重点实验室	中国人民解放军成都军区总医院
生物大分子蛋白药物四川省重点实验室	成都康弘药业集团股份有限公司
运动医学四川省重点实验室	成都体育学院
新药中试四川省重点实验室	成都天河中西医科技保育有限公司
发育与再生四川省重点实验室	成都医学院
四川省中药资源系统研究与开发利用重点实验室	成都中医药大学
针灸与时间生物学四川省重点实验室	成都中医药大学
中医药眼病防治与视功能保护四川省重点实验室	成都中医药大学
医学影像四川省重点实验室	川北医学院
医学电生理四川省重点实验室	西南医科大学
核医学与分子影像四川省重点实验室	西南医科大学
靶向药物与释药系统四川省重点实验室	四川大学
发育与妇儿疾病四川省重点实验室	四川大学
功能与分子影像四川省重点实验室	四川大学
精准医学四川省重点实验室	四川大学
康复医学四川省重点实验室	四川大学
口岸疫病疫情监测四川省重点实验室	四川国际旅行卫生保健中心 四川省疾病预防控制中心
药用美洲大蠊四川省重点实验室	四川好医生攀西药业有限责任公司
超声心脏电生理学与生物力学四川省重点实验室	四川省人民医院
个体化药物治疗四川省重点实验室	四川省人民医院
器官移植转化医学四川省重点实验室	四川省医学科学院·四川省人民医院
人类疾病基因研究四川省重点实验室	四川省医学科学院·四川省人民医院
放射肿瘤学四川省重点实验室	四川省肿瘤医院
中药材品质及创新中药研究四川省重点实验室	四川省中医药科学院
抗生素研究与再评价四川省重点实验室	中国医药集团总公司四川抗菌素工业研究所

2018年8月，四川省科学技术厅发布《厅市（州）共建四川省重点实验室管理办法（试行）》，启动厅市共建省重建设。由市（州）政府提出申请，科技厅对申请材料进行形式审查，开展前期调研，并组织专家进行实地考察和会议评审，对符合条件的拟建厅市共建省重纳入四川省重点实验室年度建设计划。厅市共建省重建设期限一般为1年，从建设期开始参加考核和评估，科技厅组织专家对厅市共建省重开展年度绩效考核、3年中期检查和5年的周期评估工作。

2. 四川省工程技术研究中心

四川省工程技术研究中心根据国民经济、社会发展和市场需要，针对产业发展中的重大关键、共性技术问题，开展系统化、工程化研究开发，为企业规模生产提供成熟配套的技术工艺和技术装备；实行开放服务，面向行业开展工程技术研究、设计、试验和技术咨询服务；运用工程化研究开发和设计优势，全方位开展国际合作与交流，积极引进国外先进技术，消化、吸收与创新。

工程中心以科研院所、高校、企业为依托单位申报。工程中心的认定工作原则上每年进行两次，由四川省科技厅发布申报通知，符合条件的单位向归口管理部门提出申请，由归口管理部门审核后向科技厅推荐；科技厅高新处会同农村处、社发处进行初审、现场考察和可行性论证。工程中心每两年评估一次。目前我省共建立221个省级工程技术研究中心，其中医学领域工程中心如表5-9所示。

表5-9　医学领域四川省工程技术研究中心

四川省工程技术研究中心名称	依托单位
四川省高原汉藏药材工程技术中心	成都恩威投资(集团)有限公司
四川省体外诊断产品工程技术研究中心	迈克生物股份有限公司
四川省道地药材系统开发工程技术研究中心	四川省中医药科学院
四川省中药饮片炮制工程技术研究中心	四川新荷花中药饮片股份有限公司
四川省天然药物分离纯化工程技术研究中心	成都普思生物科技股份有限公司
四川省仿创药物工程技术研究中心	成都睿智化学研究有限公司
四川省中药配方颗粒工程技术研究中心	四川新绿色药业科技发展股份有限公司
四川省中药注射剂工程技术研究中心	华润三九(雅安)药业有限公司
四川省再生医学工程技术研究中心	成都清科生物科技有限公司

续表

四川省工程技术研究中心名称	依托单位
四川省多肽药物工程技术研究中心	成都圣诺生物科技股份有限公司
四川省转化医学工程技术研究中心	四川大学华西医院
四川省化学类免疫药物工程技术研究中心	国药集团川抗制药有限公司
四川省发酵类中药(曲剂)工程技术研究中心	四川辅正药业股份有限公司
四川省小分子药物精准化工程技术研究中心	四川大学
四川省中医药数字化工程技术研究中心	成都中医药大学
四川省藏药现代制剂工程技术研究中心	宇妥藏药股份有限公司
四川省电子病历工程技术研究中心	四川九阵科技股份有限公司

3. 四川省工程研究中心和工程实验室

四川省工程研究中心和工程实验室，是四川省发展和改革委员会根据实施创新驱动发展战略需求，以提高产业创新能力和核心竞争力、服务重大战略任务和重点工程实施为目标，组织具有较强研究开发和综合实力的骨干企业、科研机构、高等院校等单位，通过建立工程化研究、验证设施和有利于技术创新、成果转移转化的机制，搭建产业发展与科技创新之间的“桥梁”，推动产业关键共性技术、前沿引领技术、现代工程技术、颠覆性技术创新，促进产业结构调整，推动产业转型升级建设的研发实体。

工程研究中心、工程实验室采取自主申报、管理单位推荐、专家评审、竞争择优的方式予以审查、批复、命名。省发展改革委适时发布申报领域指南，提出重点方向和申报要求。原则上每年组织开展一次申报工作。工程研究中心、工程实验室实行优胜劣汰和动态调整的运行评价管理制度，省发展改革委委托第三方机构每两年开展一次运行评价。医学领域四川省工程实验室，如表5-10所示。

表5-10　医学领域四川省工程实验室

四川省工程实验室名称	依托单位
四川省微丸制剂研发及技术应用工程实验室	四川省长征药业股份有限公司
四川省抗生素中间体合成工程实验室	四川新迪医药化工有限公司
四川省神经疾病药效学工程实验室	四川格林泰生物科技有限公司
四川省中药配方课题研制技术工程实验室	四川新绿药业科技发展有限公司

续表

四川省工程实验室名称	依托单位
四川省骨科植入器械研发及应用技术工程实验室	西南医科大学
四川省高端微生物药物制备技术工程实验室	成都雅途生物技术有限公司
四川省天然来源药物工程实验室	四川大学
四川省精准医学应用工程实验室	四川大学华西医院
四川省干细胞工程转化实验室	四川大学华西医院
四川省纳米靶向药物技术工程实验室	四川汇宇制药有限公司
四川省植物来源药物工程实验室	四川大学
口腔再生医学四川省工程实验室	四川大学
四川省麻醉转化医学工程实验室	四川大学华西医院
四川省医疗虚拟现实与增强现实工程实验室	成都信息工程大学

4. 四川省协同创新中心

2012年5月，教育部、财政部发布《高等学校创新能力提升计划实施方案》，启动“2011协同创新中心”建设。2013年9月，四川省教育厅、财政厅发布《关于四川省高等学校创新能力提升计划的实施意见》，启动四川省“2011协同创新中心”建设，突破制约高校创新能力的自身机制障碍和高校与其他创新主体间的体制壁垒，构建协同创新机制，实现四川省高等教育与科技、经济、文化事业等方面的有机结合，提高四川省的科技创新能力和竞争实力。目前，我省已建设“四川省协同创新中心”64个、“培育基地”9个。医学领域四川省协同创新中心，如表5-11所示。

表5-11 医学领域四川省协同创新中心

四川省协同创新中心名称	依托单位
西南道地药材协同创新中心	成都中医药大学等
四川养老与老年健康协同创新中心	成都医学院等
肺癌早期诊断与综合治疗协同创新中心	四川大学等
中国西部重大脑疾病与脑健康协同创新中心	四川大学等
针灸经穴效应协同创新中心	成都中医药大学等

续表

四川省协同创新中心名称	依托单位
心血管疾病防治协同创新中心	西南医科大学等
口腔医学协同创新中心	四川大学等
生物医用材料协同创新中心	四川大学等
泌尿系统精准修复重建协同创新中心	四川大学等
视网膜图像技术与慢性血管性疾病防治协同创新中心	成都中医药大学等

5. 四川省临床医学研究中心

《国家临床医学研究中心五年（2017—2021年）发展规划》提出，要鼓励各地方建设省级临床医学研究中心，实现区域的合理布局，形成全国性的网络体系。2017年2月，四川省科技厅等四部门发布《四川省临床医学研究中心管理办法（试行）》，启动了四川省临床医学研究中心建设。四川省临床医学研究中心是面向本省疾病防治需求，以临床应用为导向，以医院为主体，以协同网络为支撑，开展联合攻关、学术交流、人才培养、成果转化、推广应用的技术创新与成果转化类省级科研基地。根据我省疾病防治需求，将在主要疾病领域和临床专业布局临床医学研究中心，每个领域建立若干个临床医学研究中心。各临床医学研究中心按照本领域疾病防治研究重点和实际需要搭建疾病研究协同网络，联合二、三级医院和基层医疗机构等，协同开展疾病防控研究。

符合条件的医院根据管理部门的通知要求，经主管部门推荐申报。管理部门经过形式审查，组织专家进行综合评审。管理部门对临床研究中心实施绩效管理，每3年开展一次运行评估。

目前，我省共建设2批25家临床医学研究中心，如表5-12所示。

表5-12　四川省临床医学研究中心

四川省临床医学研究中心名称	依托单位
四川省老年疾病临床医学研究中心	四川大学
四川省口腔疾病临床医学研究中心	四川大学
四川省呼吸疾病临床医学研究中心	四川大学
四川省儿科临床医学研究中心	四川大学
四川省针灸临床医学研究中心	成都中医药大学

续表

四川省临床医学研究中心名称	依托单位
四川省肿瘤临床医学研究中心	四川省肿瘤医院
四川省老年医学临床医学研究中心	成都医学院第一附属医院
四川省中医内分泌代谢性疾病临床医学研究中心	成都中医药大学附属医院
四川省亚健康临床医学研究中心	四川省中西医结合医院
四川省生物治疗临床医学研究中心	四川大学华西医院
四川省麻醉医学临床医学研究中心	四川大学华西医院
四川省急危重症临床医学研究中心	四川大学华西医院
	四川省医学科学院·四川省人民医院
四川省精神心理疾病临床医学研究中心	四川大学华西医院
四川省眼科疾病临床医学研究中心	四川省医学科学院·四川省人民医院
四川省肾脏疾病临床医学研究中心	四川省医学科学院·四川省人民医院
	西南医科大学附属医院
四川省妇产疾病临床医学研究中心	四川大学华西第二医院
四川省出生缺陷临床医学研究中心	四川大学华西第二医院
	西南医科大学附属医院
四川省包虫病临床医学研究中心	甘孜藏族自治州人民医院
四川省中医心脑血管疾病临床医学研究中心	西南医科大学附属中医医院
	成都中医药大学附属医院
四川省中医骨科与运动康复临床医学研究中心	中国人民解放军成都军区总医院
	四川省骨科医院

四、自建平台基地

申报国家和地方平台基地均要求申报机构具有一定的基础与条件，如在本领域具有一定影响力，具备培养高层次人才的条件，能够广泛开展国内外学术交流与合作；拥有知名学术技术带头人和年龄与知识结构合理、富于创新、团结协作的优秀研究团队；具有一支稳定、高水平的研究、实验技术和管理人员队伍；具有良好实验条件和充足的研究场所、经费保障，具有一定的科技成果等。机构自建平台基地是培育高等级平台基地的基础，也是机构创新发展的原动力。医疗卫生机构自建平台应立足临床实际，着眼国家需求，加强机构间交流，拓展国际空间，协作共享，聚集优秀人才，促进学科交叉，突出优势，特色鲜明。

（一）自建国际合作平台

随着政府对科研经费总投入的增长和我国科研水平的提升，中国科研单位正在吸引越来越多的国外同行进行合作。国际合作平台建设与共享，可以有效对接国际创新资源，增强自主科技创新能力，加快人才培育、促进国际合作与交流。单位自建国际合作平台应由单位领导统筹制定政策，由外事部门牵头和协调，医疗卫生、教学和科研部门通力协作。平台的功能包括信息沟通、项目评审、人才评估和引进、最佳实践推广和项目管理等。

我国拥有世界上最丰富的患者资源，优秀的医生和科研人员。在国际合作平台的建立过程中，首先要对本机构的优势专业、突出专家和研究成果进行调研分析，将整合好的资源作为与外方合作交流的基础。在实际工作中，可与国外领先的科研机构建立友好合作关系，共同实施研发项目，不断提高科研竞争力；可以与发达国家医学院校合作，通过共建实验室和共同研究等方式学习先进经验；也可以引进外籍教师或海外学者，为医学院学生举办讲座、授课或开展研究。

在国际合作过程中，应注意对我国遗传资源和知识产权的保护。

我国是多民族人口大国，具有独特的人类遗传资源优势，拥有丰富的健康长寿人群、特殊生态环境人群、地理隔离人群以及疾病核心家系等遗传资源，为发展生命科学和相关产业提供了得天独厚的条件。遗传资源是各国参与生物高科技领域国际竞争的重要资源，生物医学技术的开发依赖的大部分载体都是遗传资源。国际合作基础性研究、流行病学调查和药物临床试验等均可能涉及遗传资源的共享。2019年7月，国务院发布的《中华人民共和国人类遗传资源管理条例》开始实施，从加大保护力度、促进合理利用、加强规范、优化服务监督等方面对利用我国人类遗传资源开展国际合作科学研究作了规定。

卫生机构知识产权是我国知识产权体系的重要组成部分。其包括：专利和技术秘密等科技成果系列，机构标识和名称专用权等商标系列，著作权以及邻接权系列，商业秘密及信息以及国家法律、法规或者依法由合同约定由机构享有或持有的其他知识产权等。机构在建立国际合作平台，开展国际科技合作的过程中，在维护各方利益和平等的基础上，一定要保护自己智力劳动产生的知识成果，避免在科技合作过程中成为打工者。国际科技合作中的知识产权归属包括国内和国际两个层面。国内层面指国内机构内部的知识产权归属，涉及机构职员及其他参与合作的工作人员，依照我国的知识产权法、合同法、劳动法等法律法规来确定，或由本单位自身制定的知识产权政策决定；国际层面指国际合作各方之间的知识产权归属，国际上对于国际科技合作过程中知识产权归属问题目前尚无统一的法律规定，一般遵循国际惯例及有关国际条约，包括平等协商、遵守信誉、符合国家利益及符合国际管理等原则。实际操作过程中，应由合作方事先签订协议，在平等互利的前提下，规定获得的知识产权归属问题。

（二）自建国内合作基地

1. 机构—高校/科研院所合作平台

生物医学研究是一个需要多学科共同参与的交叉学科领域。医疗卫生机构是发现问题、提出问题的最前沿，也是将研究成果付诸实践的关键平台，但生物医学研究也离不开物理、化学、工程技术等学科的支持，医疗卫生机构需要学习先进的方法与技术，与其他研究机构协同攻关。

高校和科研院所作为科技创新发展的源头，具有开展科学研究的先天优势，包括良好的科研人才队伍，完善的基础学科建设和完备的研究实验室。医疗卫生机构应充分发挥自身与利用高校和科研院所的优势，与高校/科研院所共建合作平台进行科研合作，实现优势互补，提高科研水平，合作方式包括科研专项指导，双向人才对接，科研平台共享与建设，科研项目合作等。高校和科研院所提供理论和方法技术支持，医疗卫生机构提供实践基地。医疗卫生机构可以从高校和科研院所吸取新技术、接纳新项目，投入医学实践应用，高校和科研院所又可以根据医学实践结果不断对理论和方法技术进行更新完善，从而形成良性循环。

2. 医疗卫生机构—企业合作平台

当医学向研究型方向发展，医学研究向成果转化发展，医学与企业按照优势互补、互惠互利、共担风险、协调发展的原则，共同开展科技研发，技术创新和人才培养就成为推动医学创新建设的科研合作模式。医学在知识、智力和实践支援上占有优势，企业则能掌握市场动态，并且为科研活动提供资金支持，从而显著提高科研成果的转化率。医学—企业科研合作模式包括联合开发、委托开发、共建研发机构、共建人才培养基地、建立技术创新联盟等。在不同的合作模式下，合作的稳定性和合作深度都不尽相同。联合开发与委托开发合作关系简单，但稳定性较弱，以项目作为合作纽带，易受研究者个人因素的影响。合作共建平台（研发机构、人才培养基地、技术创新联盟等）是双方或多方组织之间的合作行为，可以聚集多种创新要素，包括项目、资金、人才、技术、成果等，这些因素在合作过程中得到传递、分享、组合，由此产生新的创造力，形成稳定的合作关系，属于产学研深度合作模式。

在医疗卫生机构—企业的科技合作中，长期以来存在价值取向差异的问题。医疗卫生机构，尤其是研究型医院，侧重学术研究，关注获得国家项目及发表论文数量、获得科技奖励，而企业关注的焦点是成果的市场效益或市场前景。医疗卫生机构企业价值取向的差异将直接影响双方建立合作平台的意愿、平台的稳定性、效率及成果产出。为了解决这一矛盾，在合作之初就应加强双方沟通，医疗卫生机构和企业可互派人员，了解对方需求，医疗卫生机构了解企业对创新技术中的成本控制，企业也可针对市场化和商品化需求进行及时反馈，确保双赢。

合作创新的基础是医疗卫生机构和企业的各类资源的最大化整合和开放共享。平台应明确各类物质资源和仪器设备的所属关系，明晰共享资源的产权、使用权、占有权、支配权、受益权和处置权等。由于医、企双方在合作中的地位与作用不同，以及本身价值取向的差异，其在利益分配上的认识也不同。合作利益包括直接利益和间接利益。直接利益有：利润、技术成果、产品和服务的收益、技术转让收益等；间接利益有：商誉、顾客忠诚度、品牌和商标、社会形象、学习和经验等。而在利益分配中，知识产权归属是最核心的利益，也是合作创新成败的关键。在医企合作平台的建设过程中，医疗卫生机构既要鼓励开放共享，也要注重对自身知识产权的保护。医疗卫生机构科技管理部门应深入开展知识产权宣传活动，提高医疗卫生机构人员的知识产权法律常识；同时应完善医疗卫生机构知识产权保障机制，培养高素质的管理人才，并且制订政策，鼓励科研人员获得知识产权。合作平台应建立合理的利益分配机制，促进医疗卫生机构和企业两个创新主体按照人、财、物等资源贡献度和科技成果转化率，来分配利益和承担责任。

（三）生物样本库

生物样本库是规范化收集、保存和处置离体生物样本的机构，为人类健康、疾病诊断治疗与药物研发等生物医学研究提供资源。生物样本库建设是医学研究的重要基础性工作之一，是重大疾病基础与临床研究、临床诊治技术研发、药物研发、健康（预测预防）研究与产业化，即实现转化医学的重要资源和环节之一，也是当今生命科学原创性研究、生物医药产业自主创新体系中至关重要的环节与保证。2016年，国家卫计委发布《关于全面推进卫生与健康科技创新的指导意见》，将加强生物样本库建设和开放共享列为主要目标之一。

常见的样本库包括组织及器官库、细胞株（系）库、干细胞库、基因组库和微生物库等。根据样本储存容量，生物样本库的规模分为小型生物样本库、中型生物样本库、大型生物样本库和超大型生物样本库。生物样本库一般包含3个要素。一是生物源资料，即可以提取到遗传物质的生物资料；二是遗传信息，即将描述基因型独有特性的信息储存于电子信息库中；三是表型信息，来自体检、问卷调查或者个人健康记录的信息。

建立大而全的大型样本库非所有医疗卫生机构能力所及。因此，在建设之前应该反复论证，要有明确和清晰的建设目的，根据能力来设置样本库类型和规模，力争建设特色明显、规模适度的高质量生物样本库。医疗卫生机构可以以优势疾病资源确定生物样本资源的种类，具有疾病诊治特色的专科医院，以及疾病诊治专科特色的综合性医院，因特色患者汇聚，使其具有特色疾病生物样本的资源优势。以此优势疾病资源作为建库切入点，能获得更多支持，得到更快的发展。医疗卫生机构也可以以研究项目为导向确定生物样本资源的种类，收集医疗卫生机构当前在研和申报的各类纵向、横向项目等对生物样本资源的需求情况，研究当前国内国际研究热点对生物样本资源的需求，结合医疗卫生机构自身的生物样本资源状况，合理确定生物样本资源采集的种类，可以让样本资源尽快得到应用，在加快研究项目顺利开展的同时，实现资源的价值效益。

建立良好的管理体系是生物样本库建设和发展的基石，生物样本库的管理包括安全管理和信息管理。医疗卫生机构应建立生物样本库内部质量控制体系，相应人员岗位，负责质量保障和安全监测，使之与学术委员会、机构伦理委员会三方相互沟通协调，最终形成有效的质量控制和保护体系。高质量的生物样本信息管理体系可保证样本资源的高效合理配置。在提升医疗卫生机构自身的研究水平的同时，也可扩大对外交流合作，充分发挥生物样本库的社会效益和经济效益。

目前，生物样本库的标准化操作规程已趋于完善。生物样本库的功能区域包括生物样本存储区、生物样本处理区、质量控制区。生物样本存储区的主要设备包括石蜡样本柜、切片柜、液氮罐、各种低温冰箱等；生物样本处理区的主要设备包括样本临时存放设备、样本取材设备、样本记录设备、样本脱水设备、样本包埋设备、样本制片设备、样本染色设备、样本封片设备、血液/体液等其他样本处理设备等。根据《中华人民共和国人类遗传资源管理条例》规定，国家鼓励医疗卫生机构根据自身条件和相关研究开发活动需要开展的人类遗传资源保藏工作，并为其他单位开展相关研究开发活动提供便利。但保藏我国人类遗传资源、为科学研究提供基础平台的，应当符合下列条件并经国务院科学技术行政部门批准：具有法人资格；保藏目的明确、合法；保藏方案合理；拟保藏的人类遗传资源来源合法；通过伦理审查；具有负责人类遗传资源管理的部门和保藏管理制度；具有符合国家人类遗传资源保藏技术规范和要求的场所、设施、设备和人员。

第二节　主要平台申报

一、主要平台申请流程

（一）国家级主要平台申请流程

1. 国家重点实验室的申请流程（图5-1）

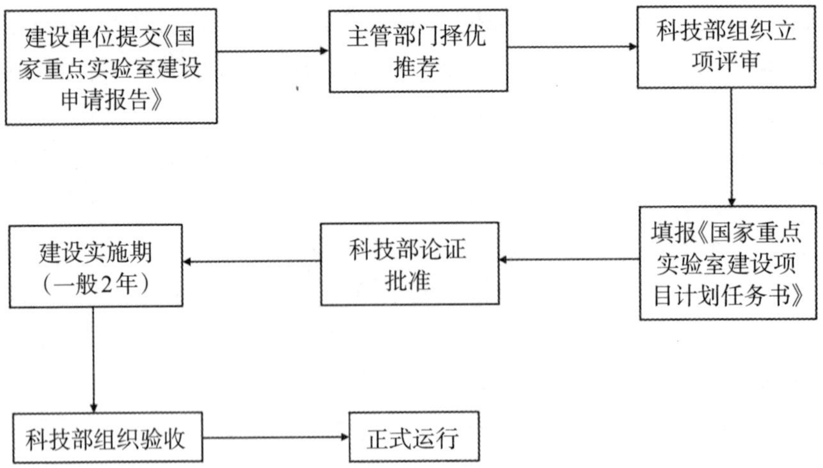

图5-1　国家重点实验室的申请流程

2. 国家工程研究中心的申请流程（图 5-2）

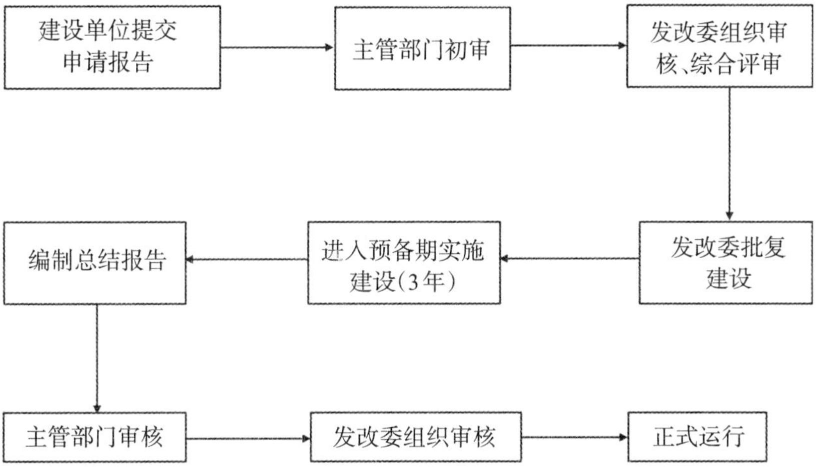

图 5-2　国家工程研究中心的申请流程

3. 国家临床医学研究中心的申请流程（图 5-3）

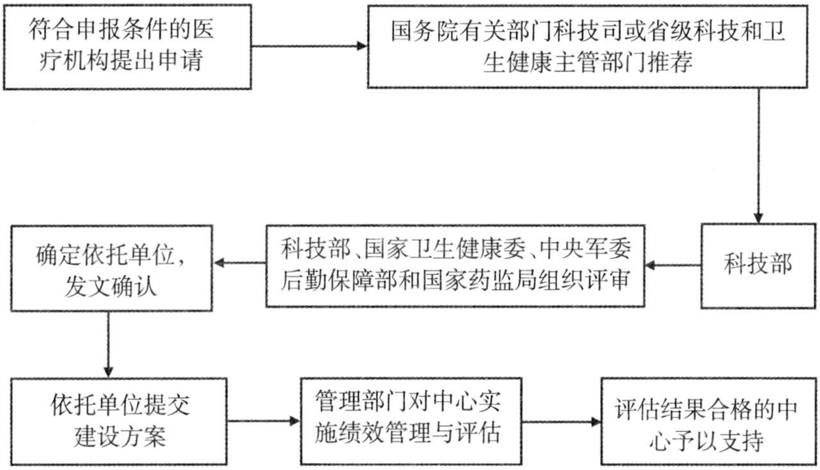

图 5-3　国家临床医学研究中心的申请流程

（二）省级主要平台申请流程

1.四川省重点实验室（图5-4）

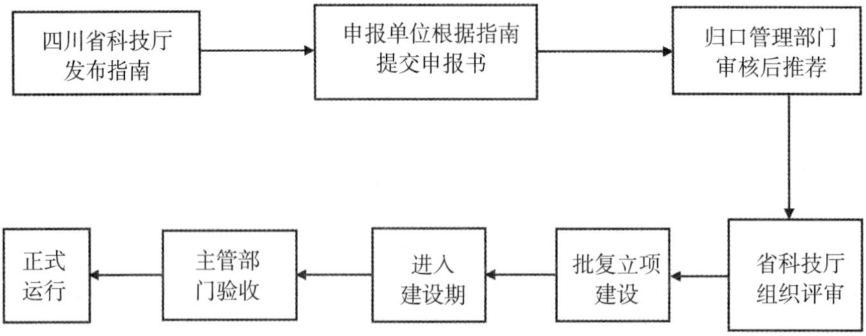

图5-4　四川省重点实验室的申请流程

2.四川省工程技术研究中心（图5-5）

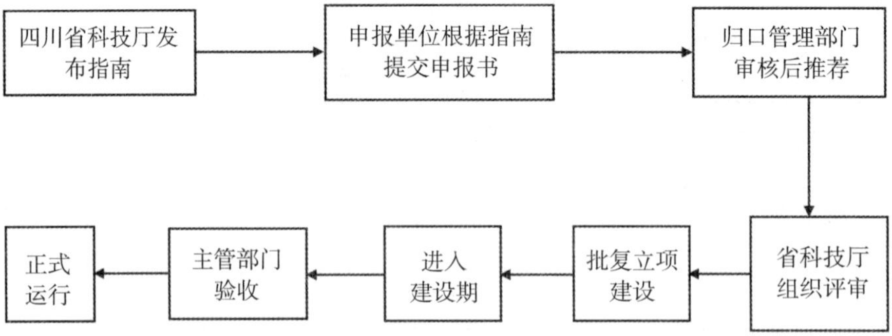

图5-5　四川省工程技术研究中心的申请流程

3.四川省临床医学研究中心（图5-6）

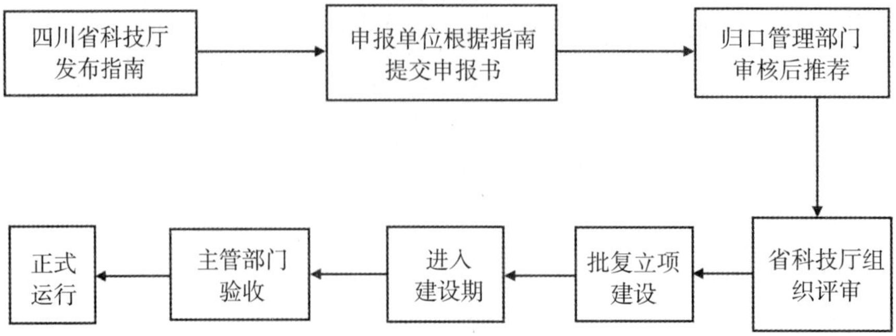

图5-6　四川省临床医学研究中心的申请流程

4.四川省医学重点学科、专科实验室（图5-7）

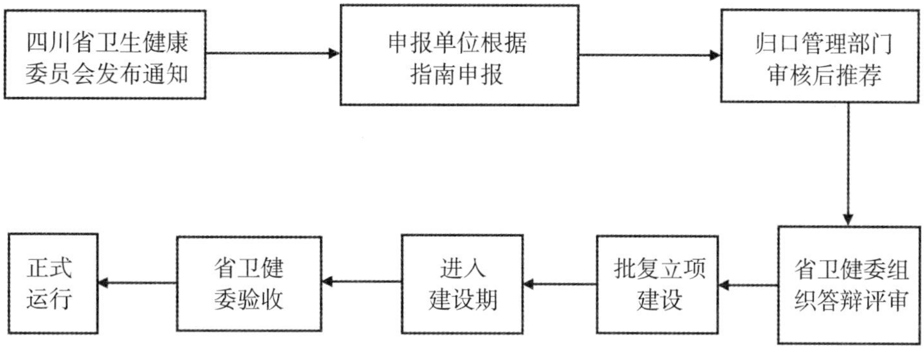

图5-7　四川省医学重点学科、专科实验室的申请流程

二、各大平台申报书、建设任务书等模板填写

根据各平台提供的申报书、建设书模板填写。

三、平台申报常见问题及解决方法

（一）申报材料及流程易出现纰漏

申报单位应根据申报通知和指南的相关要求准备申报材料并按照申报流程由专人负责审核。按照申报通知提供的申报书模板及时间要求报送材料。

（二）平台申报答辩不通过

平台申报答辩未通过，主要问题是答辩材料不对标以及自身优势不明显。建议按照要求和标准准备答辩材料，答辩材料要突出自身的优势。

（三）平台建设过程管理不严格

申报单位申报成功获得立项后，应根据建设任务书/建设方案的目标和重点任务开展建设工作，严格管理，进行阶段性的检查和考核，避免建设期满后，验收（评估）不合格。

第三节　平台管理

一、科研平台管理的重要性

科研平台是医疗卫生机构创新体系的重要组成部分，是医疗卫生机构组织科学研究、聚集和培养科技人才、开展学术交流的重要基地。科研平台所发挥的作用日益显著，各医疗卫生机构要重视科研平台的建设与发展，加大对科研平台建设资金、设施以及人才资源等多方面的投入力度。要制订平台建设的长期规划，加强平台的过程管理、产出管理、成果管理，充分发挥平台的重要性。

二、科研平台管理办法

为进一步规范和加强医疗卫生机构科研平台的建设与运行管理，推动科技创新体系建设，提高科技创新能力，促进科学研究与学科建设，各医疗卫生机构应依据各类平台的建设与管理办法，结合本机构实际，分别制订自己的科研平台管理办法。主要包括：平台设置与管理、平台经费管理、平台检查与评估等方面内容，明确平台的责任主体及其职责、业务管理部门及其职责、平台经费的使用及管理、平台的考核等方面的内容。

三、科研平台管理常见问题及解决方法

（一）科研平台缺乏统一有效的管理机制

随着科研平台数量和规模逐渐增加，如果各自管理，有可能造成技术力量分散、资源浪费，为了避免这个问题的出现，要求各单位要有统一有效的平台管理机制。

平台管理部门要制定全院的平台管理制度，实现平台统筹规划，明确定位，分类分层管理。既要充分发挥各平台的研究特色，明确各平台的功能定位，同时要加强功能整合，统筹各类资源，最大限度发挥科研平台的支撑作用。

（二）科研平台缺乏开放共享机制

如何以有限的资源发挥其最大效应，实现资源共享，避免资源浪费，最大限度地发挥各科研平台的作用，是科研平台管理中重要的内容。

医疗卫生机构应该充分整合各平台已有的仪器设备，归并各类大型公共仪器设备，按照功能，集中使用，统一管理、保养和维修，避免低水平重复购置。另外还可以通过设立面向机构开放的中心实验室等方式，提高科研平台的资源利用率。对于高精尖、使用频率低的设备可求助于合作单位，也可以探索租赁、设备公司或代理公司投放等模式。

（三）科研平台缺乏信息化管理

随着医疗卫生机构信息网络化水平的不断提高，计算机与网络技术已经应用到医疗卫生机构日常管理的各个方面，利用网络技术实现对科研管理工作的信息网络化模式是必然趋势。科研平台信息化管理可为医疗卫生机构科研管理和卫生人员开展科研工作提供更大方便。

医疗卫生机构应重视科研平台建设中信息化手段的应用，借助信息化平台促进科研支撑平台和管理平台的优化，并通过科研管理变革适应新的形势发展。

总之，科研平台的建设与管理是一项长期而又艰巨的任务，需要不断探索和完善，科研平台管理人员要不断地在工作中总结经验，提高管理能力与效率，从而使科研平台成为科研人员发挥水平的大舞台，使有限的科研资源最大限度发挥作用，促进医学科学研究事业的不断发展。

第六章　项 目 管 理

第一节　项目类别

一、如何有效获取科研项目申报信息

科研项目涉及面广、类别丰富、来源广泛，大致可分为如下几类。

1. 由国际组织、基金会发起的国际研究项目、国际合作研究项目。

2. 由科技部、国家自然科学基金委员会等国家级科研项目管理单位组织发起的国家自然科学基金、国家科技重大专项、国家重点研发计划等。

3. 由省级科技主管部门发起的省级科技计划项目、省际科技合作项目等。

4. 由市/区等发起的各种类别的科技项目。

5. 由行业主管部门，如卫生行政主管部门省卫生健康委、教育行政主管部门省教育厅等，发起的行业内部科研项目，如省卫生健康委员会科研项目等。

6. 由各类行业协会、组织、企业、基金会等，如省医学会、白求恩基金会等，发起的各类科研项目，如表6-1所示。

由于各科研项目概念、内容、指南、要求等内容形式不一，篇幅所限，在此不一一做介绍，各项目申报人员可以登录各项目官网进行查阅。

表6–1　各级各类科研项目及简介

序号	项目级别	项目类别	项目简介	网址
1	国际级	国际科研项目、国际合作科研项目	如世界卫生组织WHO科研项目，比尔·盖茨基金医学科研项目等	https://www.fic.nih.gov
2	国家级	国家自然科学基金	资助基础研究和科学前沿探索，支持人才和团队建设，增强源头创新能力	https://isisn.nsfc.gov.cn
3		国家科技重大专项	聚焦国家重大战略产品和产业化目标，解决“卡脖子”问题	http://www.most.gov.cn/

续表

序号	项目级别	项目类别	项目简介	网址
4	国家级	国家重点研发计划	针对事关国计民生的重大社会公益性研究，以及事关产业核心竞争力、整体自主创新能力和国家安全的重大科学技术问题，突破国民经济和社会发展主要领域的技术瓶颈	http://www.most.gov.cn
5	省市区级	省科技计划项目	分为应用基础研究项目、重大科技专项、科技成果转移转化引导计划、科技创新基地（平台）和人才计划四类	http://kjt.sc.gov.cn
6		省卫生健康委员会科研项目	重点研发项目、普及应用研究项目两类和应急、攻关项目	http://wsjkw.tccxfw.com http://171.221.252.190:8081（干保）
7		市科技局项目	重点研发支撑计划、创新环境提升计划	各市州科技局官网
8	行业级	行业协会项目	如：四川省医学会项目、吴阶平基金会项目、白求恩基金会项目等	http://www.sma.org.cn（省医学会）

第二节　各级各类项目申请

一、国家自然科学基金申请书撰写框架

（一）中英文摘要

1. 写作内容

（1）摘要包括研究方法、内容、目标、科学意义等。

（2）摘要可拆分为5个方面：第一，简要介绍研究项目涉及的疾病及其危害；第二，阐述该研究领域中存在的科学问题，即申请人要解决的项目的关键问题；第三，介绍针对此问题申请人已经取得的初步结果，这些前期工作能支持申请人进一步解决该科学问题；第四，申请人提出3～4点精炼的研究内容来解决该科学问题；第五，解决该科学问题带来的社会意义或者价值。

2. 注意事项

（1）要高度重视项目摘要的写作，在标书定稿后再写，要反复打磨。

（2）要求400字以内，语言简洁明了并能高度概括标书的主要内容。

（3）科学术语规范。术语规范、统一，中英文术语对应准确。

（二）立项依据

1. 写作内容

阐明该项目的研究意义、国内外研究现状及发展动态，并结合科学研究发展趋势来论述其科学意义，或结合国民经济和社会发展中迫切需要解决的关键科技问题来论述其应用前景。通过以下几个方面论述研究的必要性。

（1）国内外研究现状、趋势。由研究动态描述说明该领域的研究瓶颈，该瓶颈问题是否解决及程度，存在的需求。建议将阐述的整个问题拆分为多个子问题进行论述，论述过程中注意前后关联。

（2）拟研究问题是什么？其重要性（正反两面论证），价值（理论与应用价值等）。写作时建议从重要性引出科学问题，再从自身的科研中进行归纳提炼，体现研究的前瞻性。

（3）提出拟解决的关键科学问题的科学假设，科学假设的思路要新颖，紧跟研究热点。

（4）实现项目目标后的重要意义（价值）。

2. 注意事项

（1）开门见山，使用小标题。

（2）充分阅读相关文献并引用该领域内权威期刊发表的文献，提供强有力证据。

（3）立项依据要紧紧围绕关键问题的提出、分析和解决的主线进行写作，而不能泛泛而谈。

（4）在阐述的科学（技术）问题上下功夫。选题最好以问题为导向，不要以技术为导向。

（5）申请人在书写时可将待解决的一个大的科学问题分为3～4个小的科学问题。这些小的科学问题是非常相关的，环环相扣，是解决大的科学问题必要的。

（6）论证逻辑严密，注意前后各论点的紧密联系。

（三）研究内容

1. 写作内容

（1）通过哪些研究手段达到研究目的。

（2）实（试）验设计的整体思路。

2. 注意事项

（1）研究内容与研究目标应紧密一致，只写支撑项目最关键的必要内容。

（2）不以大量实（试）验工作来显示劳动量或以增加预算使研究内容过于繁杂。

（四）研究方案

1. 写作内容

（1）方案类型：干预实(试)验或临床试验，随机对照，横断面或诊断试验研究，病例对照或队列研究。研究方案是研究内容的扩展和延伸，根据研究内容提出的3～4个小科学问题进行展开并设计具体实（试）验方案解决对应的问题。

（2）研究对象：细胞，动物或人，样本量，纳入与排除标准，来源。

（3）研究指标：观察指标名称、定义、测量方法；主要指标和次要指标。

（4）研究方法：①干预或试验或调查的方法；如治疗的剂量／疗程／用药途径等，安慰剂的制备／外形／味道等；单盲或双盲等；确保研究对象依从性的方法等。②资料、数据收集和分析方法：调查表或观察表的来源，信度与效度；数据录入方法，数据库，分析软件及方法。

（5）医学伦理：动物实验、人体试验的方案要经过伦理委员会的批准同意书和知情同意书。知情同意书要有研究的目的、内容、过程与期限、研究对象面临的风险与利益，如何保密，退出机制等。

（6）技术线路合理可靠，可行，无漏洞。

2. 注意事项

（1）研究方案要与研究目标密切相关，坚持研究方案服务于研究目标的原则。

（2）研究方案框架层次清晰，前后逻辑性强，层层递进。

（3）研究方案设计简洁明了，坚持用最简洁的实(试)验方法解决复杂的问题的原则。

（五）特色与创新

1. 写作内容

（1）知识创新：指提出新概念、新思想、新理论、新方法、新发现和新假设。

（2）技术创新：指医学技术的创新，包括开发新技术，或者将已有的技术进行应用创新。

（3）管理创新：指建立新的制度、流程、标准等。

2. 注意事项

在充分掌握该领域最新研究动态及权威文献的基础上所提出的创新，创新点不宜太多（1～2个即可），国家自然科学基金原则是激励原始创新，因此需有明确的科学证据支撑特色和创新。

（六）预期成果

1. 写作内容

（1）总目标：解决对应的科学问题，考虑对基础和临床的双重价值。

（2）具体预期目标：发表SCI文章，申请专利，培养人才等。

2. 注意事项

（1）语言简明扼要。

（2）预期结果引人注目。

（3）具体预期目标的SMART原则。即具体的（specific）、可测量的（measurable）、可以实现的（achievable）、相关联的（relevant）、有时间限制的（time-bound）。

（七）研究计划

1. 写作内容

（1）根据申请项目工作实际需要的时间来计算总体项目时间。

（2）对每个项目设计开始和结束的时间点。

2. 注意事项

（1）按年度写，面上项目时间为4年，在第2～3年时应该有撰写和发表的文章。

（2）根据项目实施进展，规划好重要时间节点，明确具体的进度考核指标。

（八）工作基础

1. 写作内容

（1）写申请人及团队相关的研究工作及取得的研究工作成绩，主要是将申请项目相关的研究成果进行介绍和成果罗列等。

2. **注意事项**

（1）对既往工作的描述客观充分，不夸大、不漏项。前期工作基础对项目的申请是加分项。

（2）重点突出与本项目相关的前期研究成果，突出能解决关键科学问题的主要优势 。

（九）工作条件

1. **写作内容**

（1）写明已具备的实验条件，尚缺少的实验条件和拟解决的途径，包括利用国家实验室、国家重点实验室和部门重点实验室等研究基地的计划和落实情况。

2. **注意事项**

在项目的科学先进、新颖合理，条件雄厚这三方面表述要紧密联系、前后呼应。

（十）申请人简历

1. **写作内容**

申请人及团队成员简介表述清楚，业绩突出，任务分工明确。该部分按照国家自然科学基金表格实事求是填写。

2. **注意事项**

（1）填表时人员分工要明确，数量要合理。

（2）主要参加者的研究背景应该和项目中承担的研究工作相吻合，充分体现每一位参与者在本项目中的作用。申请者和参加者在人数、学术背景、工作时间等方面合理。

（3）人员总数可以和申请的项目类别、经费等适当相配。对面上项目来说，5～7人（包括申请者）的团队较适中。

（十一）经费说明

1. **写作内容**

（1）内容包括劳务费、专家咨询费、差旅费、测试化验加工费、出版费等。

2. **注意事项**

（1）根据研究工作可能涉及的各类经费预算及每个项目活动经费，计算出总经费；严格按照招标方的经费预算要求的科目和标准预算经费。

（2）经费预算要严格按基金委要求、结合国家的财务政策去做。如差旅费，国家有明确规定不同人员到不同地区的出差补贴、乘坐交通工具要求等，须按政策执行。动物购买费用、饲养费、试剂、耗材等，应该参照市场价合理预算，特殊情况申请者可以特殊说明。

国家自然科学基金申请书写作顺序（图6-1）

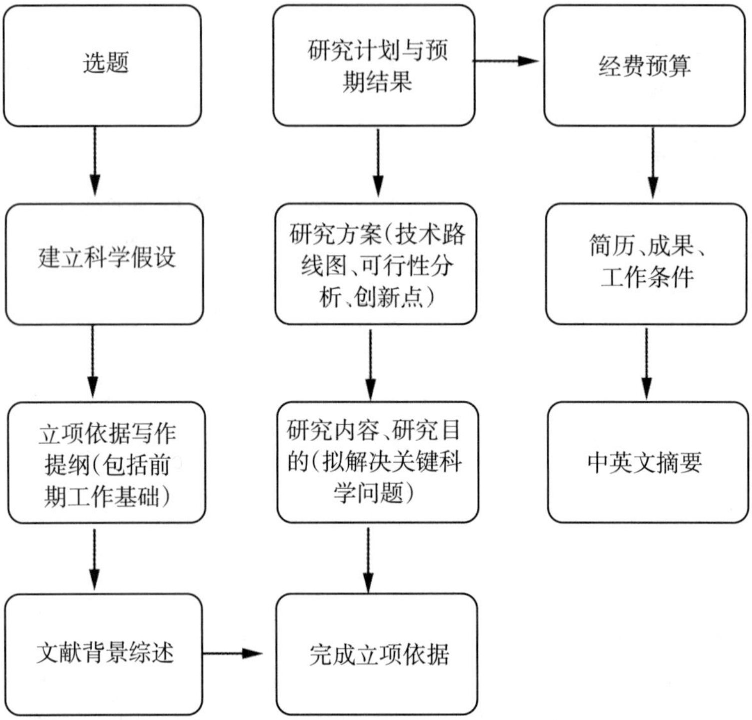

图6-1　国家自然科学基金申请书写作顺序

二、国家重点研发计划

（一）专项类别

国家重点研发计划2015年启动专项试点，截至2020年7月，共有68个重点专项，各专项及启动时间，如表6-2所示。其中，适合医疗卫生机构申报的医学相关重点专项及交叉学科专项有16个，专项名称、管理部门及咨询电话如表6-3所示。各专项常年不定期组织申报，可通过科学技术部网站（http://www.most.gov.cn/）、国家科技管理信息系统公共服务平台（https://service.most.gov.cn/index/）或相关微信公众号（锐科技、锐动源）关注申报及评审信息。

表6-2 国家重点研发计划已启动重点专项清单

启动时间	专项名称
2015年（6个）	干细胞及转化研究、七大农作物育种、化学肥料和农药减施增效综合技术开发、新能源汽车、数字诊疗装备研发、大气污染成因与控制技术研究重点专项
2016年（38个）	量子调控与量子信息、纳米科技、全球变化及应对、蛋白质机器与生命过程调控、大科学装置前沿研究、国家质量基础的共性技术研究与应用、林业资源培育及高效利用技术、智能农机装备、畜禽重大疫病防控与高效安全养殖综合技术研发、粮食丰产增效科技创新、现代食品加工及粮食收储运技术与装备、农业面源和重金属污染农田综合防治与修复技术研发、战略性先进电子材料、高性能计算、重点基础材料技术提升与产业化、地球观测与导航、煤炭清洁高效利用和新型节能技术、材料基因工程关键技术与支撑平台、云计算和大数据、增材制造与激光制造、典型脆弱生态修复与保护研究、先进轨道交通、重大科学仪器设备开发、智能电网技术与装备、网络空间安全、海洋环境安全保障、重大慢性非传染性疾病防控研究、深海关键技术与装备、水资源高效开发利用、公共安全风险防控与应急技术装备、绿色建筑及建筑工业化、深地资源勘查开采、生物医用材料研发与组织器官修复替代、精准医学研究、生物安全关键技术研发、生殖健康及重大出生缺陷防控研究、政府间国际科技合作专项、战略性国际科技合作重点专项
2017年（6个）	变革性技术关键科学问题、智能机器人、现代服务业共性关键技术研发及应用示范、食品安全关键技术研发、中医药现代化研究、重大自然灾害监测预警与防范重点专项
2018年（17个）	可再生能源与氢能技术、综合交通运输与智能交通、核安全与先进核能技术、网络协同制造和智能工厂、制造基础技术与关键部件、物联网与智慧城市关键技术及示范、光电子与微电子器件及集成、宽带通信和新型网络、发育编程及其代谢调节、合成生物学、蓝色粮仓科技创新、绿色宜居村镇技术创新、固废资源化、主动健康和老龄化科技应对、主要经济作物优质高产与产业提质增效科技创新、场地污染成因与治理技术、科技冬奥重点专项
2020年（1个）	“引力波探测”重点专项

表6–3　医学相关的国家重点研发计划重点专项清单

序号	专项名称	管理专业机构	咨询电话
1	“重大慢性非传染性疾病防控研究”重点专项	中国生物技术发展中心	010-88225068 010-88225121
2	“精准医学研究”重点专项	国家卫生健康委医药卫生科技发展研究中心医药卫生科技发展研究中心	010-52325621
3	“数字诊疗装备研发”试点专项	中国生物技术发展中心	010-88225070 010-88225093
4	“干细胞及转化研究”试点专项	中国生物技术发展中心	010-88225180
5	“生殖健康及重大出生缺陷防控研究”重点专项	国家卫生健康委员会医药卫生科技发展研究中心	010-88387278， 010-88387283
6	“主动健康和老龄化科技应对”重点专项	中国生物技术发展中心	010-88225057 010-88225093
7	“中医药现代化研究”重点专项	中国生物技术发展中心	010-88225159 010-88225063 010-88225195
8	“生物安全关键技术研发”重点专项	中国生物技术发展中心	010-88225150
9	“生物医用材料研发与组织器官修复替代”重点专项	中国生物技术发展中心	010-88225180
10	政府间国际科技创新合作/中国港澳台科技创新合作重点专项	中国科学技术交流中心	010-68598010
11	“合成生物学”重点专项	中国科学技术交流中心	010-88225123 010-88225178
12	“发育编程及其代谢调节”重点专项	科学技术部高技术研究发展中心	010-68104388
13	“蛋白质机器与生命过程调控”重点专项	科学技术部高技术研究发展中心	010-68104344
14	“战略性先进电子材料”重点专项	科学技术部高技术研究发展中心	010-68104778 68338941
15	“云计算和大数据”重点专项	科学技术部高技术研究发展中心	010-68104496 68104457
16	“重大科学仪器设备开发”重点专项	科学技术部高技术研究发展中心	010-68104402 68104487

（二）申请资格要求

（具体可查阅国家科技管理信息系统公共服务平台相关申报通知公告。https://service.most.gov.cn/）

1. 对申报单位的要求

（1）项目牵头申报单位和参与单位应具有独立法人资格，注册时间为申报时间一年前。政府机关不得牵头或参与申报。

（2）牵头申报单位和参与单位以及项目团队成员诚信状况良好，无在惩戒执行期内的科研严重失信行为记录和相关社会领域信用“黑名单”记录。

（3）同一项目须通过单个推荐单位申报，不得多头、重复申报。

2. 对项目（课题）负责人的要求

（1）项目（课题）负责人须具有高级职称或博士学位，申报当年未满60周岁，每年用于项目的工作时间不少于6个月。

（2）中央、地方各级国家机关公务人员（包括行使科技计划管理职能的其他人员）不得申报项目（课题）。

（3）项目（课题）负责人限报1个项目（课题）；国家科技重大专项、国家重点研发计划重点专项、科技创新2030——重大项目的在研项目（含任务或课题）负责人不得牵头申报项目（课题）；在研项目负责人（不含任务或课题负责人）也不得参与申报项目（课题）。

项目（课题）负责人、项目骨干申报和在研项目（课题）总数不得超过2个；在研项目（含任务或课题）负责人不得因申报国家重点研发计划重点专项项目（课题）而退出目前承担的项目（含任务或课题），在研项目（含任务或课题）负责人和项目骨干退出项目团队后，在原项目执行期内不得牵头或参与申报新项目。

计划任务书执行期（包括延期后的执行期）到申报当年年底之前的在研项目（含任务或课题）不在限项范围内。

（4）特邀评委委员不能申报项目（课题）；参与重点专项实施方案或本年度项目指南编制的专家，不能申报该重点专项项目（课题）。

（5）受聘于内地单位的外籍科学家及中国港、澳、台地区科学家可作为重点专项的项目（课题）负责人，全职受聘人员须提供全职聘用的有效材料，非全职受聘人员须提供内地聘用单位和境外单位聘用的有效材料，并作为项目预申报材料一并提交。

申报项目受理后，原则上不能更改申报单位和负责人。

（三）申报及评审流程（参考国家重点研发计划申报通知）

国家重点研发计划项目申报评审多数采取填写预申报书、正式申报书两步进行，具体流程如图6-2所示。

1. 申报单位根据指南要求，通过国家科技管理信息系统（以下简称系统）填写并提交3000字左右的预申报书，详细说明项目目标和指标，简要说明创新思路、技术路线和研究基础。从指南发布日到预申报书受理截止一般不少于50天。

2. 牵头申报单位应与所有参与单位签署联合申报协议，并明确协议签署时间；牵头申报单位、课题申报单位、项目负责人及课题负责人须签署诚信承诺书，申报及参与单位要落实《关于进一步加强科研诚信建设的若干意见》要求，加强对申报材料的审核把关，杜绝夸大不实和弄虚作假。

3. 推荐单位统一报送。

4. 专业机构受理预申报。为确保合理竞争，对于非定向申报的单个指南方向，若申报团队数量未超过拟支持的项目数量，该方向不启动后续项目评审立项程序，择期重新研究发布指南。

5. 专业机构形式审查，根据申报情况开展首轮评审。首轮评审不需要项目负责人答辩。根据专家评审结果，遴选出3～4倍拟立项数量的申报项目，进入答辩评审。未进入答辩的项目，会将评审结果反馈给申报单位和负责人。

6. 申报单位在接到答辩评审通知后，通过系统填写并提交正式申报书。受理时间为30天。

7. 专业机构对进入答辩评审的申报书进行形式审查，并组织答辩评审。项目负责人通过网络视频进行答辩。根据专家评议情况择优立项。对于支持1～2项的指南方向，原则上只支持1项，如评审结果前两位的申报项目评价相近，且技术路线明显不同，可同时立项支持。

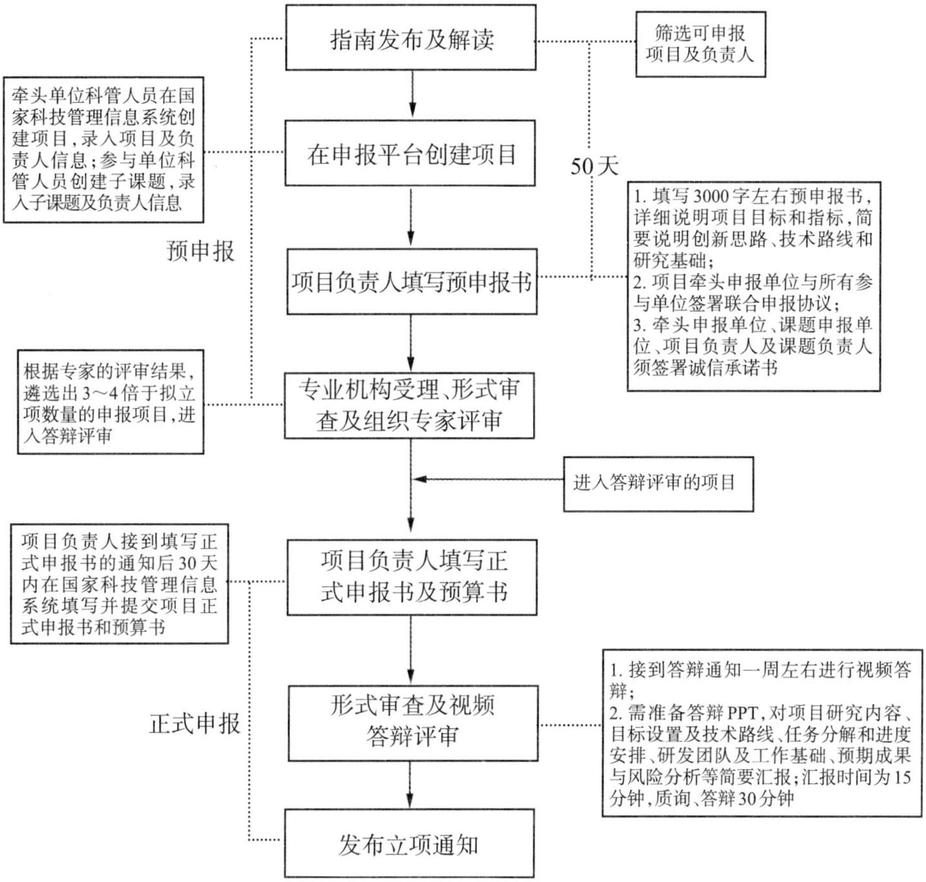

图6-2　国家重点研发计划项目申报及评审流程

（四）申请书撰写及注意事项

1. 申请书撰写

国家重点研发计划项目申请书包括项目简介和正文。正文分为七个部分：国内外现状及趋势分析、研究目标及内容、研究基础、进度安排、组织实施、保障措施及风险分析、研究团队以及指南要求的附件。各部分撰写内容及要求详见申报书。

2. 申请书撰写注意事项

（1）申报内容要符合申报指南，且按指南要求进行整体申报。

（2）申报书中的单位名称，请填写全称，并与单位公章一致。

（3）预申报书的有关内容将自动关联到正式申报书中，其中有些内容不允许修改，有些内容可以作适当修改，具体如表6-4所示。因此，对不允许降低或大幅调整的考核指标，主要研究内容及配套条件等，一定要慎重填写。

表6-4　正式申请书撰写相关规定（与预申报书相比）

要求	具体内容
不允许修改	a. 项目负责人、国（境）外合作方负责人； b. 项目牵头申报单位、现有参与单位、推荐单位； c. 所属专项、申报的指南方向
不允许降低指标或大幅调整	a.考核指标不能降低，但需进一步细化； b.主要研究内容不能减少和大幅调整，但需进一步细化。如需增加研究内容，应提交说明作为附件； c.承诺的配套条件不能降低； d.项目名称可根据实际情况做适当调整； e.经费需求（含中央财政专项经费和总经费）可以调减，但不允许调增
应补充内容	应补充项目参与人员，并根据实际情况可适当增加参与单位。在预申报书已有项目负责人基础上，项目应补充填报其他参加人员。若项目研究需要，可适当增加参与单位，但参与单位总数不得突破指南规定的上限，且需要补充新的联合申报协议

（4）项目负责人、项目骨干不能违反限项规定，如申报项目的项目（任务、课题）负责人不能是在研项目（任务、课题）的负责人，也不能以项目（任务、课题）负责人身份参加两个以上（含两个）项目的申报。

（5）项目、任务（课题）负责人的年龄、职称（学位）、工作时间等要符合申报要求。

（6）外籍或中国港澳台专家要提供受聘证明。

（7）申报单位要符合申报要求（如注册时间、单位性质等）。

（8）国家重点研发计划项目瞄准国民经济和社会发展领域的重大、核心和关键科技问题，组织产、学、研优势力量协同攻关，往往需要多个研究团队共同参与，设置多个研究子课题。各子课题要围绕项目目标设置，要有逻辑性和相互联系，不能分散，可用图表描述。

（9）项目主要创新点需要分点描述，不宜过多，2～3条即可。

（10）指南所要求的附件属于形式审查内容，务必准备齐全，包括联合申报协议、诚信承诺书等。联合申报协议中应有所有参与单位签章，项目及所有课题负责人签字，以及签署时间。进入答辩评审的项目，预申报阶段已提供的上述相关材料仍视同有效，不需要重复上传，仅在有重大修改或增补时，需要补充提交相应的修改或增补部分。

联合申报协议参考模板如下。

项目联合申报协议

甲方：

乙方：

依据国家重点研发计划项目有关管理规定，甲方与乙方经友好协商，在充分、真实表达各自意愿的基础上，根据相关法律法规，现按“××××”重点专项（重点专项名称）年度项目申报指南之______（专项指南之子项编号）内容，就联合申报……项目一事达成如下协议：

第一条：任务及合作分工

甲方负责牵头组织项目的申报工作，并根据申报的时间具体协调各参与单位进行项目申报；乙方作为课题（任务）的承担单位或者课题（任务）参与单位积极配合甲方进行项目申报。乙方在本项目中承担的工作任务在项目申报书中已明确，现就有关任务分工进行如下补充（若没有补充，请在下面填写“无”）：________________________________

第二条：经费分配

甲乙各方按照商定的比例分配申报预算；甲乙各方的最终项目经费，按资助方最终确认的项目任务书（合同）金额分配。

甲乙各方将在本项目立项后另行签订书面协议（合同），约定相关具体内容。

第三条：成果及知识产权

项目执行前已有的成果归原完成方所有，双方在项目执行过程中独立完成的研究成果归完成方所有，双方合作完成的研究成果和技术秘密归双方共同所有。

第四条：保密协议

甲乙双方对项目申报材料内容均有保密的义务，任何一方均不得向本协议之外的第三方泄露项目的具体内容和申报材料。

不论本协议是否变更、解除、终止，本条款都有效。

第五条：其他事宜

1. 本协议仅针对联合申报项目有效。

2. 若项目未能获得批准，本协议自动终止执行。

3. 若项目获得批准，本项目未尽事宜，包括但不限于本项目合作的技术细节、经费分配、成果和收益归属等事项，双方将在本协议基础上另行签订协议约定。

4. 本协议自签订之日起生效，因履行本协议发生的争议，双方友好协商解决，协商不成的，经过仲裁或法律途径解决。

本协议一式n份，双方各执n份，均具有同等法律效力。

甲方（公章）	乙方（公章）
代表人（签章）	代表人（签章）
项目负责人（签章）	课题（任务）负责人（签章）
项目负责人联系电话	课题（任务）负责人联系电话
年　月　日	年　月　日

（五）答辩要求及准备

国家重点研发计划项目答辩形式多为视频答辩，一般在申报单位所在地科技厅（委）视频答辩室进行答辩，通常提前一周通知，要求如下。

1. 答辩要求

（1）项目负责人本人答辩，原则上不得进行委托答辩。

（2）以PPT形式，简要汇报项目的研究内容、目标设置及技术路线、任务分解和进度安排、研发团队及工作基础、预期成果与风险分析等（见表6-5）。项目汇报时间为15分钟，质询、答辩为30分钟，共45分钟。

表6–5　国家重点研发计划项目答辩评审表

项目名称：　　　　　　　　　　申报书编号：

所属专项：　　　　　　　　　　指南方向：

申报单位：　　　　　　　　　　项目负责人：

评价内容	评价指标	分值	得分
一、研究内容	1. 研究内容是否涵盖指南方向要求的全部考核指标 2. 对国内外现状及趋势分析是否准确、全面 3. 研究内容的创新性、前瞻性及其时效性	30	
二、目标设置及技术路线	1. 项目目标是否明确清晰、重点突出 2. 主要技术路线、研究方法是否合理可行，具有创新性 3. 考核指标是否合理、量化、可考核	20	
三、任务分解和进度安排	1. 任务（课题）设置的科学性和系统性 2. 研发进度计划安排的合理性和可行性	20	
四、研发团队及工作基础	1. 研发团队整体科研水平及人员分工合理性 2. 项目负责人的科研水平及创新能力 3. 项目申报单位的组织管理能力和项目组织实施机制 4. 现有研究工作基础及条件	20	
五、预期成果与风险分析	1. 项目预期成果是否明确，社会、经济效益如何 2. 项目的技术和实施风险分析是否清晰，对策是否有效	10	
总 分		100	
评审结论意见	□建议通过评审　□建议不通过评审		
评价意见（对建议通过评审的项目请提出意见和建议，对建议不通过评审的项目请说明具体原因） 评审专家签名： 年　月　日			

（3）项目答辩人应提前1小时到达指定答辩点，未能按时参加答辩评审的视为自动放弃评审。

2. 准备事项

（1）答辩PPT：由负责及参与撰写申报书的人员准备答辩PPT，PPT要涵盖答辩评审表中各评价内容，可以请专业人员美化，尽量使PPT简洁、美观。

（2）答辩问题及相关答案准备：由负责项目设计和申报书撰写的人员联合梳理各子课题可能会问到的问题及答案，做到心中有数。

（3）答辩演练：为确保答辩效果，答辩组成员需要提前熟悉PPT汇报内容和答辩可能会问到的相关问题及如何回答，并提前模拟演练。

三、项目申报中的注意点

（一）如何科学利用项目申报指南

各级、各类科研项目申报指南均为申请人提示了选题方向和研究范围，申请人应认真研读指南，结合自身实际工作和学科特点，进行有针对性的申报。对各项指南均未涉及的选题，申请人认为其具有重要的理论和实践价值的，也可以申报。如何科学利用项目申报指南，应做到以下几点。

1. 项目的主攻方向要明确

申请人在申报项目时，应根据项目指南，结合自身业务工作和研究工作方向，已有基础，明确研究内容和方向，切忌盲目申报。

2. 研究的范围大小要适度

申请人在申报项目时，应根据指南对项目研究范围的大小予以科学的取舍。项目研究的范围应与指南及项目申请人研究范围相匹配，研究范围切忌过大或过小。

3. 研究的问题难易要适当

项目申报指南一般情况下均明确了项目的预期目标，申请人应根据项目申报指南拟定研究目标，确定考核指标，并且保证项目研究问题难易适当。

（二）项目申请中的注意事项

1. 项目要具有创新性

科研项目的选题应有创新意识，应突出项目的特点，创新可以是一种全新的理论、一个新的观点，也可以是借鉴他人的成果，结合自身的工作加以改进，从而做到有所突破、有所创新，避免低水平重复性研究。创新的原则体现在：①具有首创性；②是同一研究的不同方面的补充研究；③对已有研究进行补充完善；④把基本原理转化为具体操作方法等。

2. 项目要具有可行性

项目可行性要满足两方面的条件：①客观条件。指时间是否允许，经费是否有保障，研究手段是否具备，人员是否配齐等；②主观条件。指申请人的知识、能力、精力、身体等能否符合项目研究的要求。

3. 项目要具备实用性

科研项目的目标要明确，应当是围绕工作中需要解决的问题开展研究，目的是推动行业更好地发展，项目选题要具备实用性，选择自身在工作中需要解决而又有能力解决的问题进行研究。

4. 项目申报过程要做好形式检查

各类项目申报时一般均有详尽的申报要求，明确了项目申报的条件，包括申请人条件和申报单位条件，项目申报的时间，项目申报的其他要求等。目前，大部分项目已经实行网络申报，各申请人应熟悉项目申报平台的各项操作，对照申报要求，反复检查申报书和材料，避免再现低级错误，确保项目顺利申报。

第三节 临床试验项目管理

一、临床试验的概念及遵循的基本原则

临床试验（clinical trial）是指任何在人体（病人或健康志愿者）进行药物的系统性研究，以证实或揭示试验药物的作用、不良反应及/或试验药物的吸收、分布、代谢和排泄，目的是确定试验药物的疗效与安全性。

药物临床试验分为I、II、III、IV期。I期临床试验是初步的临床药理学及人体安全性评价试验，目的在于观察人体对于新药的耐受程度和药代动力学，为制定给药方案提供依据，主要在健康人体进行，对肿瘤药物而言通常为肿瘤病人，一般每个I期临床研究需要20～30个病例。II期临床试验是治疗作用初步评价阶段，其目的是初步评价药物对目标适应症患者的治疗作用和安全性，也包括为III期临床试验研究设计和给药剂量方案的确定提供依据，试验组病例一般不少于100例。III期临床试验是治疗作用的确证阶段，其目的是进

一步验证药物对目标适应症患者的治疗作用和安全性，试验组一般不少于300例。Ⅳ期临床试验是新药上市后进行的临床应用研究阶段。在广泛使用条件下考察疗效和不良反应，试验组一般不少于2000例。

任何临床试验必须遵守伦理学原则、科学性原则、GCP及法律法规。临床试验必须坚持对受试者的安全、健康和权益的保护，必须经过伦理委员会审查同意后方能实施。GCP是英文“Good Clinical Practice”的缩写，我国现行的正式译法为“药物临床试验质量管理规范”，是临床试验全过程的标准规定，包括方案设计、组织实施、监察、稽查、记录、分析总结和报告，凡进行临床试验均须按该规范执行。

二、临床试验项目开展的必要条件

临床试验开始前应制定试验方案，该方案应由研究者与申办者共同商定并签字确认；试验方案及知情同意书经伦理委员会审议同意并签署批准意见后方可实施，并且在试验期间，试验方案和知情同意书的任何修改须经伦理委员会批准。药物临床试验机构的设施与条件应满足安全有效地进行临床试验的需要，所有研究者都应具备承担该项目临床试验的专业特长、资格和能力，经过GCP和试验方案培训，并且参与临床试验的研究者应获得该试验主要研究者的分工授权。

三、临床试验质量保证

（一）质量控制

质量控制是在质量保证体系中，为达到临床试验质量要求所采取的具体操作技术和实施的行为。临床试验质量控制应由主要研究者全面负责，一般包括如下内容：所有研究者严格按照各项标准操作规程和试验方案操作；定期验证试验系统和校准仪器设备；数据的记录要及时、直接、准确、完整、清楚，并签名和日期，数据的更正要规范；数据的统计处理采用经验证的、可靠的统计软件，数据的输入采用双录入等有效录入方式。

临床试验机构办公室和开展临床试验的专业科室应制定质量管理制度和标准操作规程（SOP），设置质量管理员。在临床试验准备阶段的质量管理，应审查试验资料的完整性和有效性，包括伦理委员会批件、试验研究文件、药检报告等以及研究团队资质。临床试验实施阶段，应制订质控计划，内容包括临床试验项目的质量检查、急救设备的年检维护检查、研究者培训检查等。质量管理员定期检查每项临床试验在实施过程中遵循GCP和方案的情况，包括对知情同意书的签署、病例报告表、数据溯源、方案违背、合并禁止用药、不良事件（AE）的记录、严重不良事件（SAE）的报告和处理、受试者筛选入选表等记录性文件及试验药物管理的检查，将质量检查结果以书面形式及时通报给主要研究者进行解决。质量管理员对完成的临床试验还应进行终末质控。

（二）监察

作为负责发起、申请、组织、资助和监查临床试验的申办者，应委派监察员对临床试验的过程进行监查，保证临床试验中受试者的权益受到保护，试验记录与报告数据要求准确、完整并与原始资料一致，确保试验做到遵循方案、标准操作、GCP并符合现行法律法规。

（三）稽查

临床试验的申办者应当委托其质量保证部门或第三方机构对临床试验项目进行稽查。稽查是由不直接涉及试验的人员对临床试验相关行为和文件所进行的系统而独立的检查，以评价临床试验的运行及其数据的收集、记录、分析和报告是否遵循试验方案、SOP、GCP和法规要求，稽查内容包括试验项目质量、试验设备、数据库、统计系统等。

四、试验用药物的管理

试验机构应制定试验用药物管理制度和标准操作规程（SOP），指派经过GCP培训的合格药师作为药物管理员对试验用药物进行管理，建立试验用药物接收、保存、发放、回收、退还和库存登记表，记录试验用药物管理的各个环节的信息。

（一）试验药物的接收

药物管理员在接收试验用药物时，负责对试验药物（包括阳性对照药和安慰剂）进行验收。验收项目包括药物名称、规格、数量、剂型、生产批号、药物号、生产厂家、生产日期、有效期、包装及药物质量检验报告等信息，确认接收药物与试验方案用药一致、药物运输条件符合储存要求，盲法试验的盲底信封是否密封和完整，药物包装应有“临床试验用药”标签。对于不符合要求的试验药物，不予接收。试验药物验收完成后，药物管理员填写试验药物接收登记表和试验药物库存记录表。

（二）试验药物的保存

试验用药物的管理应遵循专人、专柜、专锁管理，药房应具备防火、防盗、防潮措施，严格按照试验药物要求的保存条件保存药物，药物管理员应对储存场所或设施（如冰箱）做好监控和记录。试验药物应按照试验项目分别存放于不同的药物柜、药物架或医用冷藏箱隔层，不同试验项目的试验药物不得混放。回收与不合格药物应分别存放于试验药物回收区与不合格药物存放区。药物管理员定期对试验药物进行盘点，若发现试验药物库存不足、有近效期药物时，药物管理员应立即与监察员沟通，对近效期药物做好标识。

（三）试验药物的发放与使用

药物管理员进行试验药物的发放时，核对处方上的内容，包括试验名称或方案号、受试者姓名或编号、药物名称、药物号、规格、领取数量和使用方法等信息，发药者和领药者确认所发药物无误后，填写试验药物发放回收登记表和试验药物库存记录表，双方在发药记录表上签字确认。试验用药物的使用由研究者负责，必须确保试验药物仅用于该临床试验的受试者，其剂量与用法应遵照试验方案。试验药物不得挪作他用，不得把试验用药物转交任何非临床试验参加者。

（四）试验药物的回收与退还

从受试者处回收的试验用剩余药物和已用药物的包装，应交给药物管理员，并在试验药物发放回收登记表中做好记录。

五、临床试验资料的管理

在临床试验过程中，数据资料的管理是整个试验项目的重要内容。试验机构（办公室）和专业（科室）应制定临床试验资料管理制度和标准操作规程（SOP），指定经过GCP培训的专人作为资料管理员对临床试验资料进行管理，临床试验的资料应保存在专用带锁、试验信息不被泄露的文件柜中，钥匙由资料管理员专人保管，可以接触临床试验资料的人员仅限于研究者、监察员、申办者委派的稽查人员、药品监督管理部门的检查人员及伦理委员会人员。临床试验一结束就必须在临床试验资料管理制度规定的时间内完成研究资料的归档工作。临床试验档案的保存地点必须满足防火、防潮、防虫和防盗等条件，保证档案资料的安全。借阅档案必须履行必要的批准和登记手续。我国GCP规定，临床试验资料中，研究者保存的资料应保存至临床试验结束后至少5年，申办者保存的资料则保存至新药批准后至少5年。

第四节　项目过程管理

作为科研管理部门，项目的过程管理是部门工作的重要组成部分，难点主要体现在：①项目申请人员申报或实施能力不足；②科研管理部门与项目组缺少联系；③项目资源局限，导致无法获得项目资助或无法开展项目。针对上述难点问题，科研管理部门应以提升科研项目立项数量及实施质量为抓手，开展"科研项目全生命周期的质量管理与服务"。科研项目全生命周期的质量管理与服务是指对科研项目从申报、实施、结题、成果应用等阶段进行全方位、广覆盖的管理、质控和服务。以下"3策10招"供各科研管理同道参考借鉴，具体内容如下。

1策：增能力。旨在提升申请人项目申请书撰写能力和项目实施管理能力，从而提升申请书质量和项目实施质量。

1招：专题培训。根据国家自然科学基金、四川省科技计划项目、国际合作项目、科普项目等项目特点，邀请国家自然科学基金评审组专家及经验丰富的专家做专题讲座培训。

2招：片区培训。根据学科特点，将院内学科分为片区，如内科片区、外科片区、医技片区、专职研究人员片区、行政科室片区等。定期开展片区/学科培训等，培训侧重于动员项目申报、介绍可申报的项目资源等。

3招：同伴培训。针对40岁以下的青年科研骨干，重点采取同伴培训，利用朋辈之间易沟通、易共情等优势，增加其申报项目的信心，提升其撰写申报书的能力。

2策：强管理。对科研项目进行全过程、全方位管理，推动科研项目高质量实施。

4招：强服务。科研管理部门可为院内学科片区设置专人负责对接，秉承"你服务患者，我服务你"的理念，为各片区人员提供申报书审查、申报书修改、项目过程管理及验收等服务。

5招：重点项目全程服务。对重点项目（100万元以上）实施重点支持，如科研管理部门对项目全过程跟踪支持。在项目申报阶段，组织专家修改申报书；在项目实施阶段，由专人全程跟踪服务，可到合作单位实地推动项目实施。

6招：两种督导方式。

（1）集中督导

为确保科研项目的实施质量、实现项目目标，可定期对在研项目进行集中督导。督导时，邀请技术专家、管理专家、财务专家参与，对项目活动的开展、指标完成、经费使用及存在的问题进行督导和现场评分，针对各项目提出改进建议，形成督导报告反馈项目团队，并公布评分情况。

（2）延伸督导

为了促进项目更好地实施，确保项目任务高质量地完成，针对与外院合作的重点项目，进行延伸督导。如针对一些进度执行不佳的项目，科研管理部门与项目团队成员一起到合作单位进行现场督导，通过查看实验现场及面对面的交流，了解项目的开展情况、指标完成情况、经费使用情况，对项目存在的问题提出意见和建议。

7招：两类管理工具。

（1）项目申报书质量保证工具。针对各级、各类项目申报的不同特点，可组织院内申报经验丰富的专家，将申报书模板化、工具化，开发标书质量保证工具，帮助科研人员撰写申报书。

（2）项目验收质量保证工具。项目验收准备资料繁杂，可将各级项目的验收材料模板化、清单化，开发项目验收质量保证工具，使项目组能按模板、清单准备材料，化繁为简的同时也保证了项目验收资料的规范性与完整性。

3策：引资源。多层次广范围引入合作资源，促进多学科交叉融合，拓展项目选题的视野，提升项目的水平。

8招：引一流合作高校。可依托附属高校、有教育基地合作的高校的科技资源，申报项目。

9招：引入专业合作团队。针对院内无法完成的实验，科研管理部门可寻找相关专业团队，为项目组搭建合作桥梁，

10招：引入国际合作伙伴。可充分利用医院现有的国际合作伙伴关系申请国际科技合作项目。

第五节　结题验收

一、验收要求

各级、各类科研项目结题要求和准备材料大体类似，其中国家重点研发计划项目和省级科技计划项目结题要求较高（表6-6），除了常规提交验收材料外，还要进行答辩验收。

表6-6　各级各类项目验收要求

项目类别	验收材料	材料提交方式	验收时间
国家重点研发计划	包括任务验收和财务验收两部分。任务验收分为课题任务验收和项目任务验收两个阶段,在完成课题任务验收的基础上开展项目任务验收。 验收材料:详见后文	信息系统内在线提交	项目执行期结束后3个月
自然科学基金	项目结题/成果报告;项目决算表	信息系统内在线提交,同时交签字后的纸质文件	项目实施期满次年3月1日前
省科技计划	包括任务验收和财务验收两部分。 验收材料:详见后文	信息系统内在线提交,并提交签字后的纸质文件	项目执行期结束后6个月内
厅局级科技计划项目	厅级项目一般由单位自行组织验收。提交材料包括:科研项目变更或结题情况报告表;研究成果(包括论文、专利等) 局级项目验收包括:任务验收和财务验收两部分。	信息系统内在线提交	项目执行期结束后6个月内

二、验收流程

各级、各类项目验收流程大致为：项目负责人提交验收申请资料（技术资料和财务资料）—主管部门组织专家验收—验收结果公布，以国家重点研发计划验收流程最为复杂，如图6-3所示。

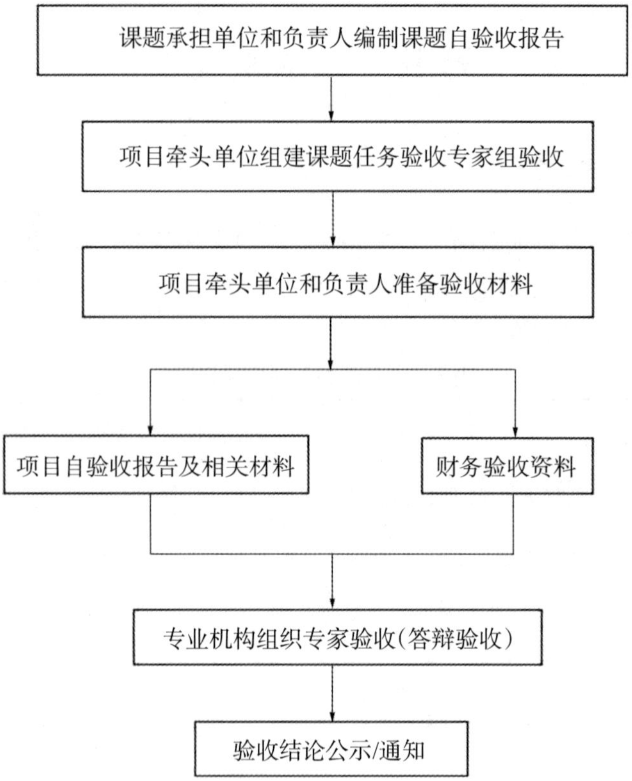

图6-3　国家重点研发计划项目验收流程

三、验收材料准备

（一）国家重点研发计划项目验收

1. 课题任务验收。课题承担单位和负责人编制课题自验收报告（附件1）。

附件1

课题自验收报告编写大纲

一、总体进展情况

1. 课题总体进展情况

对照课题任务书的目标和各项考核指标要求，简要阐明课题总体进展情况。

2. 课题重大调整情况

对课题主要研究内容和考核指标调整、课题承担/参与单位变更、课题负责人变更、课题执行期变更等重大调整情况进行说明（如无调整此项不需填写）。

二、取得的重要成果及预期效益

1. 取得的重要进展及成果

简要介绍课题研究工作的重要进展、重要成果及应用前景。

2. 预期社会经济效益

重点阐明课题研究对学科/行业产生的重要影响，对社会民生、生态环境、国家安全等的作用，以及研究成果的合作交流、转移转化和示范推广情况，人才、专利、技术标准战略在课题中的实施情况等。

三、人员及资金投入使用情况

1. 人员及资金使用情况

对照课题任务书阐述人员投入情况，课题资金（包括中央财政资金、地方财政资金、单位自筹资金和其他渠道资金等）到位、拨付、支出和资金管理使用、监督情况等，并填写《课题资金支出情况表》。

2. 人员及资金调整情况

如出现课题人员的调整，课题执行过程中需报批的预算调整事项，以及资金未及时到位、停拨、迟拨等特殊情况，请详细说明原因。

四、组织实施管理情况及重大问题、建议

五、课题任务书中有特殊约定或其他需要说明的事项

2. 项目任务验收

项目任务验收须提供材料如下：

（1）项目自验收报告（附件2）。

（2）项目所有下设课题相关验收材料及验收意见。

（3）项目实施过程中形成的知识产权和技术标准情况，包括专利、商标、著作权等知识产权的取得、使用、管理、保护等情况，国际标准、国家标准、行业标准等研制完成情况。

（4）与项目任务相关的第三方检测报告或用户使用报告。

（5）成果管理和保密情况，说明研究过程中公开发表论文和宣传报道情

况、对外合作交流、接受外方资助等情况；保密项目和拟对成果定密的非保密项目还需说明成果定密的密级和保密期限建议，研究过程中保密规定执行情况等。

（6）科技资源汇交方案，对于项目实施过程中形成的科技文献、科学数据、具有宣传与保存价值的影视资料、照片图表、购置使用的大型科学仪器、设备、实验生物等各类科技资源，应提出明确的处置、归属、保存、保持等处理方案。

（7）项目财务验收所需提交的相关资料。

项目验收书编制程序及时间要求：项目各课题任务验收结束后，由项目牵头单位组织项目参与单位编制自验收报告，经项目牵头单位及项目负责人审核后，按照填报项目任务书时的用户名和密码，登录国家科技管理信息系统公共服务平台（http：//service.most.gov.cn/）在线填写，并由单位管理员审核提交专业机构审核确认。填报完毕后，打印装订，由项目负责人签字，项目牵头单位盖章后，报送专业机构。

附件2

项目自验收报告编写大纲

一、总体进展情况

1. 项目总体进展情况

对照项目任务书的目标和各项主要指标要求，简要阐明项目总体进展情况。

2. 项目重大调整情况

对项目主要研究内容和考核指标调整、项目牵头/课题承担/参与单位变更、项目/课题负责人变更、项目/课题执行期变更等重大调整情况进行（如无调整此项可不写）。

二、取得的重要成果及预期效益

1. 取得的重要进展及成果

简要介绍项目研究工作的重要进展、重要成果及应用前景。

2. 预期社会经济效益

重点阐明项目研究对学科/行业产生的重要影响，对社会民生、生态环境、国家安全等的作用，以及研究成果的合作交流、转移转化和示范推广情况，人才、专利、技术标准战略在项目中的实施情况等。

三、组织实施管理工作

1. 人员投入使用情况

对照项目任务书阐述项目的人员投入情况，以及发生调整等特殊情况。

2. 项目组织管理情况

阐述项目按照一体化组织实施的要求，内部管理机构和管理制度建立、运行情况和效果，以及项目牵头单位组织课题间交流、检查评估等方面的管理情况。

3. 项目间协作情况

阐述项目参与重点专项的相关管理活动，项目间资源与数据共享、协作研发以及成果转化应用情况等。

4. 组织实施风险及应对情况

阐述项目在组织实施过程中，面对外部政策、组织管理、研发变化和知识产权等方面的风险以及应对措施。

5. 资金投入、拨付与支出情况

项目资金（包括专项中央财政资金、地方财政资金、单位自筹资金和其他来源资金等）到位、拨付、调整、支出和资金使用监督管理情况等，并提交项目下所有课题的《国家重点研发计划重点专项项目/课题结题财务验收审计报告》，如对审计报告有异议，可一并提交说明材料。

四、组织实施中的重大问题及建议

五、项目任务书中有特殊约定或其他需要说明的事项

六、专业机构要求提交的其他材料

3. 验收结果

项目/课题任务验收结论分为通过验收、不通过验收和结题三类。

（1）按期保质完成项目/课题任务书确定的目标和任务，为通过验收。

（2）因非不可抗拒因素未完成项目/课题任务书确定的主要目标和任务，按不通过验收处理。

（3）因不可抗拒因素未完成项目/课题任务书确定的主要目标和任务的，按结题处理。

（4）提供的验收文件、资料、数据存在弄虚作假，未按相关要求报批重大调整事项，拒不配合验收工作或逾期不验收的，均按不通过验收处理。

4. 注意事项

项目因故不能按期完成需申请延期的，牵头单位应于项目执行期结束6个月前提出延期申请，经专业机构提出意见报科技部审核后，由专业机构批复。项目延期原则上只能申请1次，延期时间原则上不超过1年。

（二）省科技计划项目验收

1. 验收资料准备及注意事项（表6-7）

表6–7　四川省科技计划项目验收资料准备及注意事项

	验收资料清单	注意事项
一、技术资料	1.项目验收申请表(系统导出打印)	盖单位公章
	2.项目验收报告(系统导出打印)	封面盖单位公章,决算表需签字、盖单位公章
	3.项目任务合同书(科技厅签署盖章)	
	4.项目完成情况总结报告(参考附件3)	
	5.科技报告收录证书	
	6.专利证书	专利证书有项目组人员
	7.论文(标注项目任务书立项编号)	见刊论文附全文;已接收论文但未见刊的附接受证明;投稿中的论文附投稿进度并截图
	8.人才培养证明材料(附学生证、毕业证等)	在读研究生提供学生证,已毕业研究生提供毕业证
	9.职称证明(附职称证或职称文件)	
	10.任务书考核指标中要求的其他证明材料:如获奖证书、人才称号、用户使用报告、有资质的第三方检测报告、销售合同或销售发票等	复印件

续表

	验收资料清单	注意事项
二、财务资料	1.项目财务验收申请报告(参考附件4)	
	2.经费对照表(预算与决算对比)	盖单位财务专用章
	3.项目承担单位实际收到财政专项经费拨款的明细清单和银行到账复印件	盖财务专用章、骑缝章
	4.项目承担单位财务部门提供的专项资金支出明细账	每页盖单位财务专用章
	5.50万以下专项经费单笔支出5000元(含)以上记账凭证、原始凭证复印件;50万(含)以上专项经费单笔支出10 000元(含)以上记账凭证、原始凭证复印件	盖财务专用章、骑缝章
	6.劳务费会计凭证及附件复印件	
	7.专家咨询费会计凭证及附件复印件	
	8.如有合作研究单位,需提供与合作单位签订的研究协议书和经费使用明细账、记账凭证、原始凭证复印件等相关资料	加盖合作单位公章、财务专用章
	9.自筹资金支出明细账	每页盖单位财务专用章
	10.专项经费100万元及以上项目的专项财务审计报告	
	11.如科目间经费使用情况有调整,需提供单位内部经费调整审批证明(签字盖章)	
	12.经科技厅同意调整项目任务、指标或研究周期的,应提供审批证明(科技厅盖章的调整申请表)	
三、材料装订	1.一般项目:技术材料和财务资料合在一起装订成册,必须胶装,加小标签。 2.重大项目:验收技术材料和财务资料应分别装订成册,技术资料各部分内容、财务资料的不同单位的资料应有明显标志,便于验收专家翻阅查看。 3.验收材料份数参照各类项目验收要求	

续表

	验收资料清单	注意事项
四、答辩准备	1. 基础项目和50万元以上(含50万元)的重点研发项目验收时需进行答辩,请提前做好8～10分钟PPT,PPT只讲技术内容,不讲财务。 2. 专家验收意见草稿。 3. 100万元(含)以上项目,参加答辩时带上审计报告原件	
五、验收完成后事项	完成网上验收材料填写上报工作(需完成科技成果登记,上传验收会返回的财务意见表、技术专家的意见、签字页、专家名单等),至“待科技厅受理”状态	

注：验收材料除了项目结果资料外，还应包含过程资料和完成任务指标的证明材料。如项目执行过程中的重要会议资料（通知、签到、照片、会议纪要等），发表论文的复印件；培训人员要有培训时的照片和签到记录等；人才培养应有职称晋升的证明性文件或证书，在读研究生学生证和毕业研究生的学位证和毕业证；经济指标应有销售合同或销售发票等。

附件3

×××××项目
实施完成情况总结报告

一、项目指标完成情况
二、项目基本情况
1. 研究的背景和意义
2. 研究内容与方法
三、项目实施情况
各项任务开展情况
四、项目成果情况
1. 项目获得的成果情况概述
2. 项目成果的创新性
3. 项目成果应用情况
五、项目的社会/经济效益
六、存在问题及打算

附件4

省科技计划项目财务验收
申请报告（编写大纲）

一、项目概述

简要说明项目计划任务书规定的主要研究内容，是否完成项目的技术考核内容和考核指标。

二、单位内部财务管理制度建设及执行情况

简要说明单位主要财务管理制度、核算模式、支出审批权限，以及单位内部控制制度建设情况等。

三、项目预算安排及执行情况

1. 项目经费预算批复情况

说明预算批复情况，资金到位率，有无调整情况（说明自行调整还是经科技厅批准）。

2. 专项经费拨付情况

说明专项经费到位后，由牵头单位向协作单位或合作单位下拨经费是否按批准预算足额、及时下拨，如有调整说明原因。对于牵头单位向合同任务书以外的单位拨付研究专项资金，要说明外协的经费拨出情况及具体支出内容。(如没有外拨经费就不写此条)

3. 配套经费到位情况

请说明配套经费的到位金额、构成及使用情况，并提供相应的证明材料。如配套经费没到位要解释原因。

4. 项目经费使用情况

请说明项目经费累计支出使用情况，要说明支出的具体内容，并分别与预算和单位实际支出账表作对比，如有差异要说明原因。

经费决算中各经济支出科目使用情况对照表，如表6-8所示。

单位：　　　　表6-8　项目经费预算执行情况对照表　　　　（万元）

科目名称	经费预算批复数		经费决算数		备注
	预算合计	其中：专项经费	决算合计	其中：专项经费	
设备费					
材料费					
测试化验加工费					
燃料动力费					
差旅费					
会议费					
国际合作与交流费					
出版/文献/信息传播/知识产权事务费					
劳务费					
专家咨询费					
管理费					
其他支出					
合计					

5. 项目经费结余情况

请说明结余经费的数量、构成、结余原因以及依托单位对结余经费的管理情况。（如没有结余就不写此条）

6. 项目经费管理和使用中存在的主要问题及建议

2. 验收结果

项目验收结果分为通过验收、不通过验收。验收通过的项目，结余资金可留归承担单位使用，2年内由承担单位统筹安排用于科研活动的直接支出，2年后未使用完的，按规定收回。验收不通过，结余资金收回。

3. 注意事项

项目因故不能按期完成需申请延期的，牵头单位应于项目执行期结束6个月前提出延期申请，经省科技厅审核批复。项目延期原则上只能申请1次，延期时间原则上不超过1年。

四、验收答辩PPT准备

答辩汇报内容主要包括项目主要任务及计划任务书指标完成情况，项目执行情况，成效，创新点，不足与下一步打算等。

答辩PPT汇报提纲

一、考核指标完成情况

列表，与任务书中指标逐个对比，标明完成情况及相应支撑材料。

二、项目简介

简述研究背景、主要任务等。

三、项目执行情况

按计划书各项任务活动逐一描述开展情况。

四、项目成效

说明项目的社会效益、经济效益和学术影响等。

五、创新点

简述项目的创新点与亮点。

六、不足与打算

第七章 经费管理

第一节 预算编制

一、预算编制的基础

预算是项目实施过程中经费安排的依据，用以保证项目在各个任务和阶段合理分配和使用，也是任务书签订、预算执行、监督检查和财务验收的重要依据。在预算编制过程中应注意以下六个方面。

（一）预算编制应符合三性原则

1. 任务相关性

预算编制应紧密结合项目的主要研究任务和考核指标，用研究任务解释预算编制、变动的原因，不应编制与项目无关内容，这点很重要。先确定研究任务和考核指标，再根据任务和指标编制预算，如果任务和指标发生变动，预算相应做出变动，这样编制出的预算执行效率更高、合理性更强。

2. 政策相符性

预算应与国家相关的财经法规、经费管理办法以及医疗卫生机构经费使用管理办法等相符，开支范围和标准也应严格按照相关规定进行测算。项目组在编制预算前，应认真阅读相关政策文件以及经费管理办法。

3. 经济合理性

预算应当结合现有基础、前期投入、支撑条件，同时参照国内外同类研究活动及我国国情，与同类科研活动支出水平相匹配，做到实事求是、经济合理、提高资金使用效益。

（二）预算的编制不应过粗也不能过细

预算编制过粗无法满足预算评审要求，不能科学合理地核定项目预算额度；预算编制过细，会增加科研人员额外负担以及可能会导致项目实施时频繁调整预算。

（三）预算周期

预算周期应与项目实施周期保持一致，不可预见的费用、前期已投入即发生的费用等不得列入预算里。

（四）经费来源分为专项经费和自筹经费

专项经费不应超出资助单位提供的最大限额；自筹经费必须是货币资金，一是单位匹配的自有资金，二是专项用于该项目的其他货币资金，不能以房屋、设备、材料、提供水电气保障等折成资金所替代。

（五）预算分解

项目如果是由多个单位共同承担的，经费预算分单位呈现，由总承担单位进行汇总。预算应与项目的研究任务相匹配，根据研究任务分解相应的预算。

（六）掌握基础条件

编制预算时，项目组需要对项目承担单位、合作单位及相关部门能够提供的支撑条件进行详细说明，并针对项目实施可能形成的科研条件、资源和成果，提出社会共享方案，这也是预算编制的重点，不应三言两语粗略概括。可以从以下几个方面进行阐述：一是项目组对该项目前期的投入和已经形成的相关研究基础；二是项目承担单位现在已有的组织实施条件和资源，以及这些相关基础条件对项目研究的支撑作用；如单位为项目研究开发提供的场地，单位实验示范基地、实验室等的情况，单位现有的仪器设备、装置、软件、数据库情况，具备测试化验加工的基础条件，人员团队保障情况等；三是通过项目组或者项目承担单位能够从外单位可能获得的共享服务。

二、各科目预算编制要求

项目支出预算包括了直接费用和间接费用。直接费用包括三个类别9个科目，如表7-1所示。

（1）设备费。

（2）材料费、测试化验加工费、燃料动力费、出版/文献/信息传播/知识产权事务费。

（3）差旅费/会议费/国际合作与交流费、劳务费、专家咨询费、其他支出。按规定不得增设科目。

表7–1　各科目释义及编制注意事项

	科目名称	科目释义	编制注意事项
直接费用	设备费	项目研究开发过程中购置或试制专用仪器设备，对现有仪器设备进行升级改造，以及租赁外单位仪器设备而发生的费用	1. 设备购置支出严格控制，根据研究任务预算设备费，预算通过以后，设备费预算很难再变动 2. 选择最佳性能价格比的设备，需要详细说明购置设备的必要性、项目任务研究的相关性、数量的合理性、现有同样设备的使用情况以及共享情况等 3. 不支持与本项目无相关性的专用、常规或通用仪器设备、办公设备、生产设备的购买，不支持办公室或实验室的维修改造、基建设施
	材料费	项目研发过程中消耗的各种原材料、辅助材料、低值易耗品等的采购及运输、装卸、整理等费用	1. 医院科研项目中材料费支出较大，其中试剂占比较大，购买的材料需与项目相关，且与项目的任务量相匹配，不能购买基建材料、生产经营性材料、普通办公材料。 2. 对于量大价高的材料需要说明购置材料与项目的相关性、购买的必要性、数量合理性、价格公允性等。其他辅助材料需说明与项目的相关性，可合并归类，预计支出金额即可。列出的主要材料支出应达到材料费预算的70%，其他辅助材料可合并简要说明
	测试化验加工费	项目研究开发过程中支付给外单位（包括项目承担单位内部独立经济核算单位）的检验、测试、化验及加工等费用	1. 测试化验加工费只能支付给外单位或项目承担单位内部具有独立经济核算的单位，不能支付给项目合作单位，并且支付给项目承担单位内部独立经济核算单位的测试费，不应按照市场价格测算，而应按测试发生的实际成本进行测算。未实行内部独立经济核算的单位，其测试化验加工过程中，发生的相关费用可在相应科目列支（如设备费、材料费、燃料动力费等）。 2. 测试化验委托方与承接方具有利益关联关系，须单独进行说明。对于总费用较大，一般5万元（含）以上的各类测试化验加工项目，应详细说明承接单位所具备的资质或相应能力。 3. 委托测试化验加工需签订合同或协议等
	燃料动力费	项目研究开发过程中相关大型仪器设备、专用科学装置等运行发生的可以单独计量的水、电、气、燃料消耗费用等	燃料动力费在医院科研项目中使用较少，在编制预算时需注意与间接费用中日常消耗相区别。符合燃料动力费：一是要满足相关大型仪器设备、专用科学装置消耗的水、电、气、燃料；二是要能单独计量

续表

	科目名称	科目释义	编制注意事项
直接费用	差旅费/会议费/国际合作与交流费	差旅费是指在项目研发过程中开展科学实验(试验)、科学考察、业务调研、学术交流等所发生的外埠差旅费、市内交通费用等。 会议费是指在项目研究开发过程中为组织开展学术研讨、咨询以及协调项目或课题等活动而发生的会议费用。 国际合作与交流费是指项目研究人员在项目研究开发过程中需要出国(出境)及邀请境外专家来华工作的费用	1. 三项费用合计如不超过直接费用的10%(含),不需要编制预算依据。超过直接费用10%的,按差旅、会议、国际合作交流三类分别进行预算,但无需对每次差旅、会议做单独的预算和说明。 2. 会议次数、天数、人数以及会议费、差旅费、出国(出境)费用开支范围、标准等,应参照省财政相关开支标准进行预算,同时要符合项目承担单位差旅、会议等的规定
	出版/文献/信息传播/知识产权事务费	项目研究开发过程中,需要支付的出版费、资料费、专用软件购买费、文献检索费、专业通信费、专利申请及其他知识产权事务等费用	1. 编制预算时可根据项目需要完成的技术指标论文、专利数量等预估费用。 2. 与项目研究任务相关的图书、学术资料、数据资源等购买费用,以及与项目相关的资料翻译、打印、复印、装订等费用也是计入此科目。 3、对于购买单价在10万元(含)以上的专用软件以及委托外单位开发的单价在10万元(含)以上的定制软件,应说明软件的主要技术指标和用途,对项目研究的作用,购买的必要性和数量的合理性等,并需提供3家以上报价单。 4. 不应预算通用性操作系统、办公软件等的购置费,日常通信费、网络费等
	劳务费	支付给参与项目研究的研究生、博士后、访问学者和项目聘用的研究人员、科研辅助人员等的劳务性费用	1. 项目组成员不能支取劳务费。 2. 劳务费预算不设比例限制,应当结合单位实际和相关人员参与项目的全时工作时间,科学合理、实事求是地编制,应与投入项目研究任务的工作量相匹配。 3. 劳务费标准应参考国家统计局最新发布的《中国统计年鉴》中关于从事"科学研究和技术服务业"相关地区人员平均工资统计数据。 4. 临聘人员的社会保险补助可计入劳务费,但非全日制用工人员不得列支社会保险补助

续表

	科目名称	科目释义	编制注意事项
直接费用	专家咨询费	项目研究开发过程中支付给临时聘请的咨询专家的费用	1. 专家咨询费不得支付给项目组成员及项目管理的相关工作人员。 2. 专家咨询费的标准按国家、省以及医院有关规定执行
	其他支出	项目实施过程中除上述费用之外的其他支出	1. 在申请预算时单独列示，单独核定。必须详细说明与任务合同书中研究任务的相关性，并详细列示预算依据。 2. 使用比较多的，如财务验收审计费用、临床试验费、入户调查费、培训费等
间接费用	间接费用	承担单位在组织实施项目过程中发生的无法在直接费用中列支的相关费用。主要包括管理费和绩效支出。管理费是承担单位为项目研究发生的现有仪器设备及房屋摊销费，水、电、气、暖消耗费，有关管理费用的补助支出	1. 间接费用实行分段超额累退比例法计算并实行总额控制，按照不超过项目专项经费中直接费用扣除设备购置费后的一定比例核定，具体比例为：500万元及以下的部分不超过20%；超过500万元至1000万元的部分不超过15%；超过1000万元的部分不超过13%。软科学类、应用基础研究、软件开发、集成电路设计等智力密集型项目，可按项目专项资金总额核定，500万元及以下的部分不超过40%；超过500万元至1000万元的部分不超过35%；超过1000万元的部分不超过30%。 2. 间接费用中管理费和绩效的比例可根据项目承担单位内部管理办法编制。 3. 有多个项目单位的，间接费用在总额范围内由项目牵头单位和与参与单位协商分配

三、预算编制示例

预算编制要紧密严格围绕项目任务展开，按照研究任务逐一分类进行预算。脱离项目任务做预算，会造成预算没有依据。表7-2为项目预算示例，可做参考。

表7-2 预算编制示例

项目阶段	项目活动	主要内容	主要指标	验证材料	项目时间	明细预算	总预算	费用类别	责任单位
项目启动及调研	项目启动暨专家咨询会	召集合作单位和评价相关企业审定项目实施方案，明确项目任务、分工及项目实施相关要求(30人)	项目实施方案	会议通知/签到 会议纪要/实施方案定稿	×年×月×日	会议场地费+餐费+住宿费400元/人*30=12000元 专家4人*800/人=3200元	15200	会议费、专家咨询费	
	项目调研	到已启动省、市及省内示范地区调研(4人)	调研	调研报告	×年×月×日共3天	交通费：2000元/人*4人=8000元 住宿费：200/天/人*4人*2天=1600元 差旅补贴：180/天/人*4人*3天=2160元	11760	差旅费	
产品评价	制定评价方案和评价指标体系	制定评价方案和评价指标体系，并召开专家咨询会	10个产品的评价指标体系	专家签到表 专家建议与意见，会议通知/签到/会议纪要	×年×月～×年×月	会议场地费+餐费+住宿费400元/人*20=8000元 专家5人*800/人=4000元	12000	会议费、专家咨询费	
	现场测试、验证	测试验证后的指标体系	测试验证报告	测试验证报告	×年×月～×年×月	研究生劳务费800/人/月*4人*6月	19200	劳务费	
总结推广	发表文章	每个产品评价项目发表文章1篇	发表文章10篇	发表期刊、目录及文章扫描件	×年×月～×年×月	3000元/篇*10篇	30000	出版/文献/信息传播/知识产权事务费	

第二节　经费使用

一、国家及地方政府关于科研经费使用的规定

科学技术是第一生产力，科教兴国更是国家重要的发展战略。因此，国家对于科研经费的使用管理，是非常重视的。为了有效管理科研经费，杜绝经费使用中的不规范和浪费现象，国家和省政府、部门出台了一系列有关规定，如：《关于扩大高校和科研院所科研自主权的若干政策措施》（川科规〔2020〕2号）、《关于进一步优化国家重点研发计划项目和资金管理的通知》（国科发资〔2019〕45号）、《四川省科技计划项日专项资金管理办法》（川财规〔2019〕10号）、《关于进一步完善中央财政科研项目经费管理等政策的若干意见》（中办发〔2016〕50号）、《国务院关于深化中央财政科技计划（专项、基金等）管理改革的方案》（国发〔2014〕64号）、《国务院关于改进加强中央财政科研项目和经费管理的若干意见》（国发〔2014〕11号）等。

需要注意的是，科研经费既是来源于科研系统归属于项目负责人的经费，同时也是纳入医疗卫生机构预算管理范围的经费。科研经费自身的双重属性，导致了科研经费在使用过程中，不仅需要遵守国家关于科研经费使用的规定，同时还应当遵守国家关于医疗卫生机构经费使用的规定。比如：规范会议费开支的《四川省直机关培训费管理办法》（川财行〔2017〕77号）、规范差旅费开支的《四川省财政厅关于调整省直机关差旅住宿费标准有关问题的通知》（川财行〔2015〕205号）等。

随着时代的发展进步，上述各项规定均有可能制定新的规定进行完善和改进，因此单位应随时关注最新的制度政策变化，信息来源可参考以下渠道：

中国科学技术部：http：//www.most.gov.cn/

省科学技术厅：http：//kjt.sc.gov.cn/（四川）

市科学技术局：http：//cdst.chengdu.gov.cn/（成都）

以及上述各部门的微信公众号。

二、单位科研经费管理办法

如前所述，各单位应当以国家的各项规定为基础，制订单位自身的《科研经费管理办法》。其内容应包括，但不限于以下内容："职责与权限""经费来

源与支出范围”“经费使用与管理”。管理办法的详细规定可以按科研经费支出科目编制，各科目的定义及注意事项详见第七章第一节预算编制。

三、经费管理的常见问题及应对

科研项目的经费使用过程中，最常出现的问题可以归结为两类：经费使用不规范和经费使用不充分。本文将从这两方面着手，详细描述经费管理中的常见问题，并提出应对措施。

1. 经费使用不规范。如前文所述，科研经费的使用规范，从国家及地方政府到单位内部，均设置有相应的管理办法。项目组在使用项目经费的过程中，应当严格遵守各项制度规定。从实际情况来看，由于项目组的成员大多不具备财务知识，对于经费相关的政策、制度也不熟悉，导致了在经费使用过程中，项目已顺利完成、经费已经支付，但因经费使用不规范无法通过财务审核的困境。针对以上情况，提出几项应对措施。

（1）开展规范培训。定期开展包括如何规范使用项目经费内容在内财务管理培训，或在项目组的启动会上进行培训指导。使项目组在项目开展前期，即对项目经费的使用规范有所了解，利于以后的项目开展。

（2）制作经费使用手册。可根据单位自身情况，以自有的“科研经费管理办法”为基础，结合项目组容易出错和不清楚的方面，提炼后制作简要的经费使用手册。该手册无需对制度进行详细描述，仅针对个别风险点和流程进行讲解，方便项目组查阅。

（3）加强执行审核。这里所指的审核工作，不仅仅是指财务审核工作。财务审核作为事后审核环节，其功能存在局限性，无法在业务发生初期即进行规范，容易造成发现问题却已无法补救的困境。因此，科研项目可安排一位熟悉经费管理政策的人员，专门负责项目经费使用和报销上的预审工作，力求在经费使用之初即对经费进行规范管理。

（4）及时进行预算调整。项目经费是否按照预算内容使用，是考核经费使用规范的重要指标。因此，当经费的使用计划出现变化时，项目组应当及时调整经费预算，还应注意预算的调整需符合政策要求，当前政策对各支出科目的预算调整要求如下：

①设备费预算可进行总额调减、设备费内部预算结构调整以及拟购置设备的明细调整，但设备费预算总额一般不予调增。

②材料费、测试化验加工费、燃料动力费、出版/文献/信息传播/知识产权事务费4个科目作为一类预算额度管理；劳务费、专家咨询费、会议费/差旅费/国际合作交流费、其他支出4个科目作为一类预算额度管理。

③上述两类预算额度的调剂无限额要求，但需注意审批程序的规范：两类预算额度之间的调剂应履行承担单位内部审批程序；同一类预算额度内，承担单位可结合实际情况进行审批或授权项目负责人自行调剂使用。

2. 经费使用不充分。除了经费使用不规范以外，经费使用不充分也是很多项目组面对的难题。项目组大多执着于项目进度的推动，力求完成项目任务、产出项目成果，却忽略了经费的及时使用。然而经费的使用情况本身也是项目完成情况的重要评价指标，项目组对于该指标的忽视可能会出现，项目虽然顺利完成，却依然无法结题的情况。为了应对经费使用不充分的问题，单位可以通过培训和督导两种方式进行管理。

（1）单位应在对项目组进行培训时，明确提出经费应当随任务执行进度而使用的要求。同时还应明确告知项目组，当经费使用率过低时，在项目结题打分时会作扣分处理，情况严重时还会被收回结余资金，使项目组切实意识到经费使用不充分的严重性。

（2）单位应定期对科研项目安排督导工作，对项目组的经费使用情况进行确认，并与项目执行进度进行匹配。对于经费使用不充分或与项目执行进度不匹配的，应当分析其中的问题并提出解决方案，采取解决措施，确保经费随项目执行进度充分使用。

第三节　财务验收

项目财务验收是项目验收的重要组成部分，以批复的项目预算、项目合同、计划任务书以及相关经费管理制度为依据，对项目预算执行情况、经费管理和使用情况进行的考核和评价。财务验收的资金范围为项目预算的全部资金，包括专项资金和自筹资金。

一、财务验收准备资料

申请财务验收需提供以下七个方面材料。

（一）项目财务验收申请报告。可参考四川省科技计划项目财务验收申请报告（范例）。项目财务验收申请报告需根据项目承担单位情况和项目收支情况如实填写。

（二）单位财务部门出具的项目支出总账、明细账，包括专项经费和自筹经费，必须是从财务软件导出，加盖财务专用章。

（三）根据要求提供记账凭证、原始凭证复印件，要求提供凭证的金额和支出类别。凭证复印件按顺序依次排列，复印清晰，便于验收专家查阅。

（四）有合作研究单位的项目，需提供与合作单位签订的研究协议书和经费使用明细账、记账凭证、原始凭证复印件等相关资料，由主承担单位进行汇总整理装订。

（五）项目单位权限范围内预算调整的内部审批文件。

（六）财政资金100万元及以上的项目，需出具项目经费审计报告。审计报告由承担单位在资助方规定的审计事务所内自主选择事务所进行审计，并出具审计报告。

（七）要求提供的其他财务验收资料。

所有资料按要求装订成册，资料工整、清晰；财务资料均加盖单位财务专用章，切勿出现资料装订混乱，复印资料不清晰，仅有承担单位资料，无参与单位资料；提交的资料间相互矛盾，缺少关键资料或提供过多无关资料；已经审计的项目只留了审计报告，没有备份原始资料，导致通知验收时临时准备财务验收资料，可能会出现一些差错。

二、财务验收主要内容

（一）财务管理及相关制度建设

财务管理及相关制度建设主要包括：预算管理、资金管理、合同管理、政府采购、报销审批、资金结算方式等制度的建立。

（二）资金到位和拨付

资金到位和拨付主要包括：专项经费、自筹经费。需注意以下两点。

1. 由多个单位承担的项目，主承担单位要将专项经费及时、足额划拨给参与单位。

2. 自筹经费到位情况是以自筹经费的使用情况度量，例如项目组自筹经费使用了5万元，即自筹到位5万元。

（三）会计核算和财务支出

在项目验收前按规定进行会计核算，检查实际支出是否符合规定的支出范围和支出标准，支出与项目的相关性和合理性；会计核算的规范性、准确性和财务信息的真实性以及会计档案管理情况等。

在财务验收前，项目组可以提前理清项目经费支出账目，自查是否存在影响财务验收的情况，对每一笔支出的相关性、合理性、规范性进行核对，如果存在问题要及时在验收前进行整改，补充完善相关材料和说明，不符合规定的要进行调账，以免影响财务验收。

（四）项目的经费预算执行情况

项目的经费预算执行情况包括：预算调整是否按规定程序和权限进行了调整，是否有应付未付和后续支出情况，以及专项经费的结余情况等。

1. 在项目各科目预算中，间接费用和设备费预算总额一般不予调增，调减或结构明细变化由项目单位审核。

2. 在财务数据统计截止日后发生的款项，应作为应付未付和预计支出，在财务验收申请报告中阐述。应付未付是指经济业务发生在项目实施周期内，但没有及时结算的费用，一般应附有证明材料如合同协议等；预计后续支出是指在项目实施周期后发生的与课题相关的必要的支出。

3. 验收时，项目经费结余过多也需要重点说明。

（五）资产管理情况

资产管理是指资产购置、入账、使用和处置时，是否符合资产管理制度以及政府采购、合同管理制度等规定，设备类资产的使用效率及开放共享情况，以及无形资产管理等。

三、财务验收

（一）验收意见

项目验收合并技术验收和财务验收改为项目绩效评价，项目绩效评价验收结论分为：通过，未通过（取消整改后通过），验收结论需出具明确意见；验收意见应明确每个单位的净结余金额，应退回资金（未建专账所有资金应退回）。

（二）项目结余资金处置

1. 项目绩效评价通过后，结余资金按规定留归项目单位使用，由项目单位统筹安排，用于科研活动的直接支出，优先考虑原项目团队科研需求。

2. 未通过项目绩效评价，结余资金及违规资金按原渠道退回。

四、财务验收报告（范例）

四川省科技计划项目财务验收申请报告（编写大纲）

一、项目概述

简要说明项目计划任务书规定的主要研究内容，是否完成项目的技术考核内容和考核指标。

二、单位内部财务管理制度建设及执行情况

简要说明单位主要财务管理制度、核算模式、支出审批权限，以及单位内部控制制度建设情况等。

三、项目预算安排及执行情况

1. 项目经费预算批复情况

说明预算批复情况，资金到位率，有无调整情况（说明自行调整还是经科技厅批准）。

2. 专项经费拨付情况

说明专项经费到位后，由牵头单位向协作单位或合作单位下拨经费，是否按批准预算足额、及时下拨，如有调整说明原因。对于牵头单位向合同任务书以外的单位拨付研究专项资金，要说明外协的经费拨出情况及具体支出内容（如没有外拨经费就不写此条）。

3. 配套经费到位情况

请说明配套经费的到位金额、构成及使用情况，并提供相应的证明材料。如配套经费没到位要解释原因。

4. 项目经费使用情况

请说明项目经费累计支出使用情况，要说明支出的具体内容，并分别与预算和单位实际支出账表作对比，如有差异要说明原因。

经费决算中各经济支出科目使用情况，如表7-3所示。

5. 项目经费结余情况

请说明结余经费的数量、构成、结余原因以及依托单位对结余经费的管理情况（如没有结余就不写此条）。

6. 项目经费管理和使用中存在的主要问题及建议

单位：　　　　表7-3　项目经费预算执行情况　　　　（万元）

科目 名称	经费预算批复数		经费决算数		备注
	预算合计	其中：专项经费	决算合计	其中：专项经费	
设备费					
材料费					
测试化验加工费					
燃料动力费					
差旅费					
会议费					
国际合作与交流费					
出版/文献/信息传播/知识产权事务费					
劳务费					
专家咨询费					
管理费					
其他支出					
合 计					

第八章 成 果 管 理

第一节 论文专著发表审核流程

一、学术期刊论文发表审核流程

（一）学术期刊分类

学术期刊主要是根据研究领域和国籍进行分类，其中按国籍分类在医疗卫生机构管理中最为常见。

1. 国内学术期刊

在医疗卫生机构的日常管理工作中，通常将中文期刊分为两类，即核心期刊和非核心期刊，四川省又将核心期刊文章称作A类文章，其区分及目录认定如下。

（1）核心期刊

目前，国内比较权威的核心期刊有四种，即“北大核心”“科技核心（又称中国科技统计源期刊）”“南大核心”“中国科学引文数据库（CSCD）”。其中“北大核心”“科技核心”最常使用，在科技成果评价、职称评审中，文章是否为核心期刊收录，一般是指文章所在杂志，在文章发表当年有没有在这两种期刊目录内。

“北大核心”全称为“中文核心期刊要目总览”，是由北京大学图书馆及北京十几所高校图书馆，根据期刊的引文率、转载率、文摘率等指标确定的，其目录更新时间不定期，最新一版是2021年出版的第九版《中文核心期刊要目总览》（2020年版），获取方式一般通过北京大学图书馆订购。

“科技核心”又称“统计源期刊”，全称为“中国科技论文统计源期刊”，其目录每年下半年都会出现在中国科技信息研究所（https：//www.istic.ac.

cn/）公布的《中国科技期刊引证报告》中。因该所由科技部主管，所以该报告极具权威性。

（2）非核心期刊

非核心期刊就是通常认为的普通期刊，具有国内统一刊号（CN号）或者国际刊号（ISSN号），但是未列入核心期刊目录。该类期刊目录可在国家新闻出版总署官网查证（http：//www.nppa.gov.cn/nppa/publishing/magazine.shtml）。

2.国外学术期刊

目前，国际上公认的三大期刊文献检索工具为SCI、EI、ISTP。

（1）Science Citation Index（SCI）

SCI是美国科学信息研究所（Institute for Scientific Information，ISI）出版的一部世界著名的期刊文献检索工具，出版形式包括印刷版期刊和光盘版及联机数据库，还发行了互联网上Web数据库。收录范围包括数、理、化、农、林、医、生命科学、天文、地理、环境、材料、工程技术等学科领域。

（2）The Engineering Index（EI）

EI是美国工程信息公司出版的著名工程技术类综合性检索工具，是世界上最大的工程信息提供者之一，收录范围包括核技术、生物工程、运输、化学和工艺、光学、农业和食品、计算机和数据处理、应用物理、电子和通信、材料、石油、航空和汽车工程等学科领域。

（3）Index to Scientific & Technical Proceedings（ISTP）

ISTP是美国科学情报研究所出版的科技会议索引工具，收录范围包括生命科学、物理与化学科学、农业、生物和环境科学、工程技术和应用科学等学科领域的会议文献，包括一般性会议、座谈会、研究会、讨论会、发表会等。

（二）论文类型

学术论文可根据领域、用途、语言、内容进行分类，其中根据内容分类在医疗卫生机构管理中最为常见，其主要分类如下。

1. **论著**（Original Article）

论著是原创研究，通常由中英文摘要、关键词、前言、材料（对象）与方法、结果、讨论及参考文献组成。如果论文具备“论著”所要求的各项规范内容及特点，并刊载于公开发行的合法期刊上，不论刊载期刊是否设置在“论著”栏内，均应认定为“论著”。如果论文不具备“论著”所要求的各项规范内容及特点，即使论文被刊载于“论著”栏内，也不能认定论文属“论著”。

2. **综述**（Review）

综述是指在某一时间内，针对某一领域对大量原始研究论文中的数据和观点等进行归纳整理、分析提炼而写成的论文。综述一般由题名、著者、摘要、关键词、正文、参考文献几部分组成。综述通常可分为3种：文献综述、系统综述和meta分析。

3. **病例报告**（Case Report）

病例报告通过对1～2个典型或疑难病例进行详细的记录和描述，并在疾病的预防、临床表现、机理、诊断、治疗等方面提供细节。病例报告通常由标题、摘要、前言、病例描述、讨论、参考文献六部分组成。

4. **评述**

评述是通过述事评理来阐明论点的议论文。评述一般由前言、发展历史、现状分析、预测方向、改进意见、结束语、参考文献七部分组成。

5. Letter

Letter一般为短篇文章，常被称为“快报”。它注重时效性，主要是一些新发现的初步结果或者一种新机制，这些初步研究成果可能有待进一步研究或正处于研究过程之中。

6. **科普文章**

科普文章就是把已有的科学知识、科学方法，以及融于其中的科学思想和精神，通过文字等方式表达出来，便于大众理解的文章。它的基本特点是科学性、思想性、通俗性、艺术性。

（三）审核流程

医疗卫生机构可以对专业技术人员撰写的论文审核采取三级审核制，即作者及研究团队成员审核、所在科室负责人审核、机构相关管理部门审核，如图8-1所示。

从上述流程可知，论文审核非常耗费时间、精力，未来可考虑构建专门的论文审核系统进行网上审核，可节约相关人员时间及精力。同时，相关管理部门在审核论文的时候可考虑为审核人推荐适合审核论文的投稿杂志，提升论文的接收率。

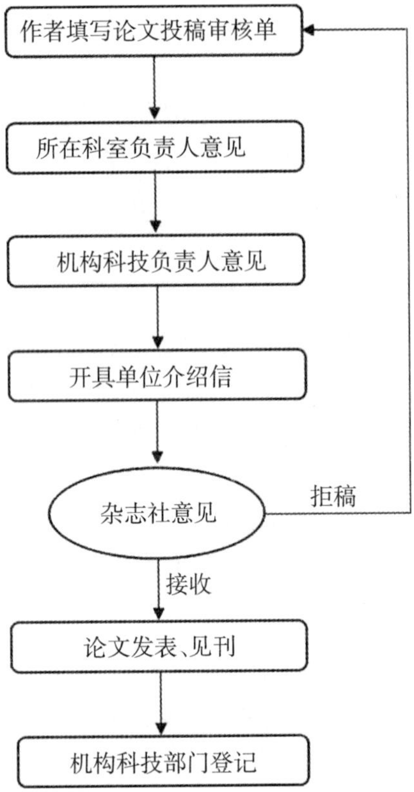

图8-1　学术期刊论文发表审核流程

（四）审核内容

1. 作者身份属实

在抄袭、一稿多投、同行评审造假等学术不端行为中，伪造作者身份是非常难被发现的一种。伪造作者身份是指论文所署名作者中的一个或多个作者对相关论文的研究和发表未做贡献、不知情或不同意。

①不知情：一个或多个作者对相关论文的研究和发表不知情。

②伪造电子邮箱地址：伪造其他作者的电子邮箱，用伪造的电子邮箱分别和期刊沟通，使期刊发送的信息无法联系到真正的作者。

③未经许可使用作者成果：窃取他人科研成果。

2. 论文内容资料属实

相关负责人应对论文内容严格把关，确保：①实验过程完整、方法可靠、结果属实，不得捏造和篡改研究成果、实验数据或引用资料；②不得抄袭、剽窃他人的研究成果；③引用他人成果，不应构成本人研究成果的主要部分或实质部分。相关负责人在审核论文时，未见论文原件可不予通过；没有本单位署名或第一作者单位非本单位的论文也可不通过。

3. 论文无一稿多投

学术论文只能选择一种学术期刊（学术会议）投稿，不可同时投递多种期刊，同一篇学术论文不得以不同语言重复投稿。

4. 作者署名无争议

论文作者署名应按照参与者所做贡献的大小排序，并需征得当事人的同意，未参与实际研究的不得在论文中署名。

5. 论文无保密内容

相关负责人应认真审核论文是否涉密，涉密论文不得以任何方式对外公开。

论文见刊后，相关部门要求作者及时将论文原件相关原始数据交相关部门进行登记，同时提交论文的封面、目录、正文复印件以及正文电子版用于存档。

二、专著出版

一般来说，出版学术专著的作者需具备2个要求：①积累了相对丰富的工作经验，形成专著后具有推广应用价值；②所出版专著具有一定的创新性，包括理论、方法等创新，在相应领域具有科学价值。

（一）确定选题

在选择专著的题目时，首先应明确专著的读者是谁，其次明确本著作的价值、主要内容以及写作方式，然后形成可交出版社几百字的选题内容。

（二）商定出版社

出版社是一个特殊的行业，受到国家管控和审查。一般情况下，医疗卫生机构可公开招标、比选出版社。因此，医疗卫生机构可考虑在作者、财务、相关管理部门等多部门参与下与多家出版社进行议价，进而选择合适的出版社。选择出版社时可考虑国家级出版社以及学术实力较强的大学出版。

（三）获得出版经费

出版专著的经费可来源于以下途径。

1. 国家出版基金

国家出版基金设立于2007年，由国家出版基金管理委员会负责管理，用于鼓励和支持优秀公益性出版项目的出版。国家出版基金资助对象是坚持党的出版方针、政策，对推动社会主义先进文化建设，促进经济、社会和谐发展和文明进步产生重要作用的涉及古今中外社会科学、自然科学等学科门类和多种媒体形态的优秀公益性出版项目。

2. 科研项目

在申请相关科研项目时，可事先咨询出版社的出版费用，将出版经费纳入科研项目预算，后期可用于出版专著。

3. 单位自筹

在出版专著时，也可考虑从单位自筹经费中支付出版费用，如学科建设经费。

4. 私人出资

由作者个人负责出版专著所需的所有费用。

5. 财政专项经费

卫生主管部门为支持优秀科技学术著作出版，会设立专项经费用于出版相关专著。

6. 出版社出资

一般情况下，一些具有很大学术价值且需求量大的专著，出版社给予免费出版。

（四）推广发行

1. 利用微信推广

出版社可利用微信公众号定期推送一些学术专著方面的出版信息，并邀请对此书感兴趣的读者将推文发到自己的朋友圈，然后截图给公众号后台。出版社邀请发图者进入微课堂的微信群，对读者的相关问题进行解答。

2. 利用互联网推广

可借助于互联网开展网络新书发布会，由作者对此书进行讲解并进行互动。这种发布会成本低、可操作性强，宣传效果好。

3. 利用学术协会、学术会议、讲课等方式推广

出版社及作者可通过组织一些学术会议、专题讲座、讲课等活动，提高受众对此书的知晓程度。

学术专著出版后，专著主编或其他作者应及时到单位相关部门备案，登记相关材料。在审核专著、编著、教材、工具书时，作者应注明“承担角色”和“参编字数”。

三、常见问题及注意事项

1. 投稿时，杂志是否收录到最新核心目录中

核心期刊目录定期更新时，都会增补期刊，同时也会根据上一阶段文章收录情况剔除期刊，因此在投稿时，要确认期刊在出版当年尚在目录内。

2. 如何鉴别杂志真伪

医疗卫生人员在文章投递中往往因为未通过官方途径投稿而投递到假期刊，造成财产损失和文章投递时间延误。伪刊的特点主要为：①审稿快、稿费高；②主办单位与办公地点不在同一个省市；③发票开具公司与杂志社不一致，且无法提供有效证明两者之间关系的材料。

（1）科研管理部门如何鉴别文章真伪

在鉴别文章真伪时，仅靠期刊原件认定文章真实性并不可取。有些假期刊将杂志封面伪造的与真实期刊一样，很难通过肉眼识别。科研管理部门可通过以下方法识别：

①在中国知网、万方等主流数据库查询，以确认文章是否被实际收录。由于数据库收录相对于纸质杂志有1～3个月不等的延迟，因此建议管理部门在论文报销或者评审时，延迟审核。

②若只有期刊原件，可观察期刊的文章篇数、审稿时间及版面费来做初步评价。正规的核心期刊，每期收录文章数量严格控制，多在20篇左右，一期杂志收录文章篇数超过40篇，并且版面费奇高，审稿时间超快（核心期刊审稿时间在1～6个月不等，甚至更长）。此时，就应再次确认是否投递到假期刊。

（2）如何避免投递到虚假期刊

①从正规途径投递刊物，通过搜索引擎选择带有官网标记的网站；

②通过中国知网和万方医学网等权威数据库标注的投稿方式进行投递；

③避免通过中介或者朋友介绍方式投递文章。

④通过杂志主办单位官网进入杂志投稿系统。

3. 正确认识增刊、专刊、套刊

在日常工作中，对一篇文章的认定是基于该文章发表在正刊的前提下，但是许多杂志社为了创收或特殊原因，产生了增刊、专刊、套刊、论文集等额外出版的刊物。有些单位在职称评定时并不认可，因此需谨慎投稿。

（1）增刊：是指在正刊之外增加发行的一期刊物，国家新闻出版广电总局允许合法期刊每年可以出两期增刊，虽然增刊是合法的，但是其质量远远不如正刊，在职称评定时，一般是不被认可的。

（2）套刊：套刊是一号多刊，将杂志社的一个刊号出几个期刊，最常见的就是某些杂志分为上旬刊、中旬刊、下旬刊，这里面只有一个刊是正刊，其他的都是套刊，有些单位并不认可套刊。

（3）专刊：专门刊载某一内容的杂志。

第二节　专利、技术秘密、软件著作权申请与转化

一、专利与软件著作权

1. 发明专利

发明是指对产品、方法本身或者针对产品、方法的改进所提出的新的技术方案。包括以下特点：①利用自然规律解决实验、生产、科研中各种问题的新的技术解决方案；②发明的权利要求一般有两种类型，一是产品的权利要求，二是方法的权利要求。其中，产品的权利要求包括技术生产的物品（比如产品、设备），方法的权利要求则涉及时间过程要素的活动。

2. 实用新型专利

实用新型也是新的技术方案，它的新技术方案主要是体现在产品的形状、构造或者其结合部分。不同于发明专利的是，实用新型限于具有一定形状的产品，不能是一种方法，也不能是没有固定形状的产品。再则专利申请时，对实用新型的创造性要求相比发明专利低。实用新型专利中产品的形状是指产品具有的，且可以从外部观察到的确定的空间形状。而产品的构造是指产品的各个组成部分的组织安排和相互关系，产品构造包括机械构造和线路构造。

3. 外观设计专利

外观设计是指对产品的形状、图案或者形状与图案的结合以及色彩与形状、图案的结合所做出的富有美感并且可做工业应用的新设计。不同于发明专

利、实用新型专利，外观设计不是技术方案，而是指产品外观的设计方案。

4. 软件著作权

软件著作权是指软件的开发者或其他权利人依据有关著作权法律规定，对于软件作品所享有的各项专有权利。著作权是知识产权中的例外，因为著作权的取得无须经过个别确认，这就是人们常说的“自动保护”原则。软件经过登记后，软件著作权人享有以下5项权利：开发者身份权、发表权、使用权、使用许可权以及获得报酬权。

软件著作权可以是个人登记，也可以是企业登记。其中，软件著作权个人登记是指自然人对自己独立开发完成的非职务软件作品，通过向登记机关进行登记备案的方式进行权益记录或保护的行为；而企业登记则是指具备或不具备法人资格的企业对自己独立开发完成的软件作品或职务软件作品，通过向登记机关进行登记备案的方式进行权益记录或保护的行为。

5. PCT《国际申请》

PCT是《专利合作条约》（PATENT COOPERATION TREATY）的简称，PCT国际申请是依据这一专利领域进行合作的国际性条约提出的申请。其目的是解决就同一发明创造向多个国家或地区申请专利，减少申请人和各个专利局的重复劳动。

目前，中国的申请人向国外申请专利有两种途径：①传统的巴黎公约途径。若想获得多个国家或地区的专利，申请人应自优先权日起12个月内分别向多个国家或地区专利局提交多份申请文件，并缴纳规定的费用。②PCT途径。申请人可以直接向中国国家知识产权局（受理局）提交一份PCT国际申请，要求优先权的，应在自优先权日起12个月内提出。由受理局确定的国际申请日，在PCT的所有成员国中自国际申请日起具有正规国家申请的效力。申请人可以自优先权日起30个月内向欲获得专利保护的国家或地区专利局办理进入国家阶段的手续。各个国家或地区专利局将依据本国的国家法对于成功进入国家阶段的PCT国际申请做出是否授予专利权的决定。

二、专利权的授权条件

（一）发明专利和实用新型专利

1. 新颖性

（1）新颖性是指该发明或者实用新型不属于现有技术，没有在国内外公开使用过或者以其他方式为公众所知。这种公开包括以下三种情况：一是通过出版物在国内外公开披露技术信息；二是在国内外通过使用或实施方式公开技术内容；三是通过其他形式如口头交谈、讲课、做报告、讨论发言、在广播电台或电视台播放等方式，使公众了解有关技术内容。

（2）没有任何单位或者个人就同样的发明或者实用新型在申请日以前向专利局提出过申请，并记载在申请日及以后公布的专利申请文件或者公告的专利文件中。

专利不丧失新颖性的其他情况：专利申请日以前6个月内在国家出现紧急状态或者非常情况时，为了公共利益首次公开的；在中国政府主办或承办的国际展览会上首次展出的，或者在规定的学术会议或技术会议上首次发表的、他人未经申请人同意而泄露专利内容的情况。

2. 创造性

专利的创造性是指该发明与申请日以前在国内外为公众所知的技术比较，具有显著的进步和突出的实质性特点。具体要求不只是技术的简单分析、归纳和推理就能得到的结果，而是创造性思维活动的结果。创造性的大小由所属领域普通技术人员的知识和判断能力为判断标准，其中发明专利的创造性要求要高于实用新型专利要求。

3. 实用性

发明的实用性是指该发明能够进行制造或者使用，并且能够产生积极的社会价值和经济价值。

（二）外观设计专利

1. 新颖性

新颖性指申请日以前在国外出版物公开发表过的或国内公开使用过的外观设计不相同，也不相近。不相同指在形状、图案、色彩或其组合上不一样，并且在采用的设计方案的产品也不一样；不相近指不能对现有产品的形状、图案、色彩或其组合进行简单模仿或者微小改变。

2. 实用性

实用性指外观设计和产品能够批量生产，并能应用。

3. 富有美感

富有美感指外观富有美感即视觉上富有美感，能被公众接受和欢迎，不在于有很好的先进性。

4. 不与他人在先取得的合法权利相冲突

在先取得权利包括在申请日或优先权日之前取得的商标权、著作权、企业名称权、知名商品特有包装装潢使用权及肖像权等。

三、技术秘密

技术秘密是指权利人已采取了严格保密措施、不为公众知悉的、能给权利人带来利益，并且这些技术信息尚未获得专利等知识产权法保护的技术信息。技术信息的类别包括：设计、工艺、方法、程序、配方、诀窍及其他形式的技术信息。

技术秘密与专利技术两者都属于人类智力活动的成果，属于精神创作活动，都有技术价值和经济价值，且两者均有技术性、秘密性和实用性的特点，但在法律上二者还是有很大区别。①技术秘密可用书面表达，也包括无法用书面表达的实际经验和技巧；而专利技术仅限于书面表达的技术。②技术秘密是不公开的秘密技术；而专利技术则是半公开的，发明人在申请专利时必须将其发明在专利申请书中披露并公布于众，保密部分为核心技术。③技术秘密的保护期限一般体现在合同中，没有泄露出去，就可长期持有；专利技术按各国专利法规定，在持续缴纳专利相关费用情况下，保护期一般为10～20年。

四、专利的申请流程和注意事项

（一）专利申请流程

发明专利的申请流程包括五个阶段：①受理；②初审；③公布；④实审；⑤授权。不同于发明专利，实用新型专利以及外观设计专利的申请流程相对更少，它们不进行早期公布和实质审查，只有受理、初审和授权三个阶段，如图8-2所示。PCT国际申请有两个阶段：国际阶段和国家阶段。PCT国际申请先要完成国际阶段程序的审查，然后再进行国家阶段程序的审查。专利的申请提出、国际检索和国际公布在国际阶段完成。是否授予专利权的工作在国家阶段由被指定或选定的各个国家或地区专利局完成。

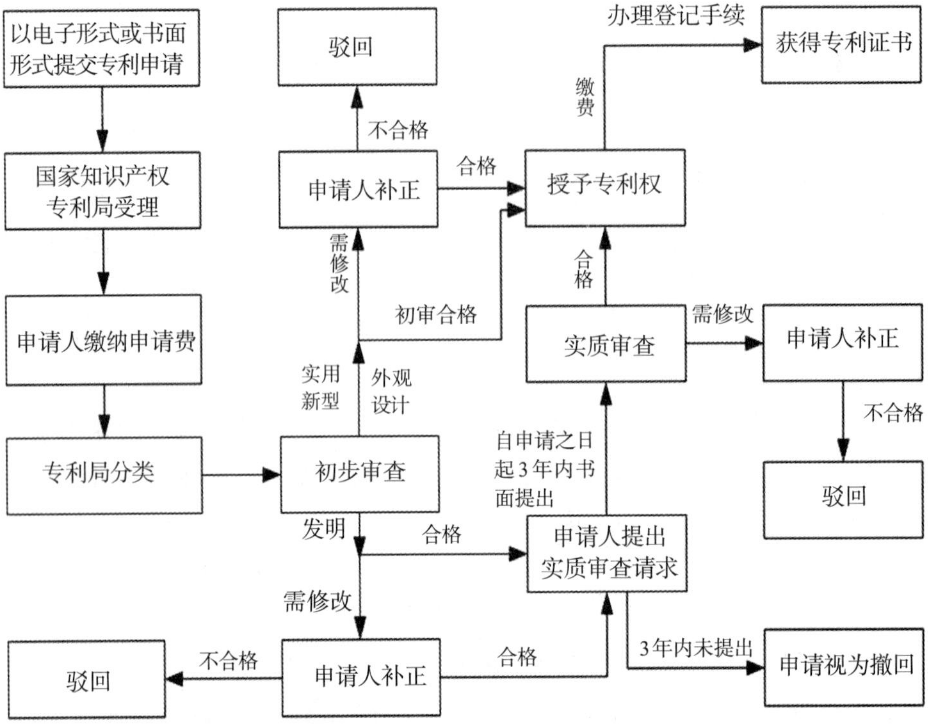

图8-2　发明专利、实用新型专利、外观设计专利的申请流程

（二）专利申请注意事项

1. 专利申请前的准备

（1）根据专利设计的特点与新颖性、创造性、实用性选择专利申请类型。

（2）按照《专利法》及其实施细则的规定，使用国家知识产权局统一制定的表格，根据不同专利类型的要求提交相应的资料，一张表格只能用于一项专利申请。发明专利需要提交发明专利请求书、说明书（必要时附图）、说明书摘要（必要时附图）和权利要求书等文件。实用新型专利需要提交实用新型专利请求书、说明书（附图）、说明书摘要（附图）和权利要求书等文件。外观设计专利提交外观设计专利请求书、外观设计的图片或者照片以及外观设计的简要说明等文件。以上表格均可在网上下载或者由申请人的专利代理机构提供。

2. 专利申请文件的提交

专利申请人填写表格中的内容以及完成专利设计的内容，对于文字的表述、格式、资料的审查、附图的制作以及专利文件提交等可委托依法设立的专利代理机构专业人员辅助完成。自行提交需注意审查资料格式规范性和完整性，应向国家知识产权局的受理部门，包括专利局受理处和专利局下辖的各地方代办处。在中国内地没有经常居住场所或者营业所得的外国人、外国企业或外国组织，不可直接向国家知识产权局递交申请文件，应当委托依法设立的专利代理机构办理。

3. 专利申请后需要关注的内容

专利审查和审批过程可能长达几个月到几年，在此过程中，申请人应当根据《专利法》及其实施细则的规定或者按照专利局的通知办理若干必要的手续。申请人在此期间有特殊情况需要申明或请求的，按要求办理相关手续。申请人积极配合审批程序，办理好申请后的各种手续，对提高审批效率和申请成功率有益。

4. 专利授权后专利权的维持、终止与保护

（1）不同类型专利其专利权有不同期限，自申请日起计算。发明专利、外观设计专利、实用新型专利的专利权期限分别为二十年、十五年和十年。专利权人在被授予专利权后的当年开始需每年缴纳年费维持专利权。

（2）专利授权后如果没有按照规定缴纳年费的，或者专利权人以书面声明放弃其专利权的，专利权在期限届满前终止，国务院专利行政部门也会针对这种情况进行登记和公告。

（3）发明专利、实用新型专利权的保护范围以二者权利要求的内容为准，说明书及附图可以用于解释权利要求的内容。外观设计专利权的保护范围以表示在图片或者照片中的该产品外观设计为准，简要说明可以用于解释图片或者照片所表示的该产品的外观设计。如果未经专利权人许可实施其专利，会构成专利权的侵犯，所产生的纠纷，首先由当事人协商解决，如果双方不愿协商或者协商不成，专利权人或者利害关系人可以通过向人民法院起诉进行解决，也可以请求管理专利工作的部门进行处理。需要注意的是此类情况并不构成侵权：如由专利权人或者经专利权人许可的单位、个人售出后，使用、许诺销售、销售、进口该专利产品的情况；在专利申请日前已经制造的相同产品、使用的相同方法或者已经做好制造以及使用的必要准备，并且仅仅在原有范围内继续制造、使用的情况；临时通过中国的领陆、领水、领空的外国运输工具，

依照其所属国同中国签订的协议或者共同参加的国际条约，或者依照互惠互利原则，为运输工具需要，在其装置和设备中使用有关专利的情况；专为科学研究和实验使用有关专利的情况；为提供行政审批所需要的信息，制造、使用、进口专利药品或者专利医疗器械的，以及专门为其制造、进口专利药品或者专利医疗器械的情况。

五、成果转化的激励政策

（一）国家层面

《中华人民共和国促进科技成果转化法》于1996年起施行，2015年再行修订。该科技成果转化法提到了有关专利转化的激励政策及措施。

在财政支持方面：一是加大投入，国家对科技成果转化安排专项的财政资金投入，并引导社会资金投入，鼓励政策性金融机构采取措施，加大对科技成果转化的金融支持，用于推动科技成果转化资金投入的多元化；二是实行税收优惠；三是鼓励金融机构在组织形式、管理机制、金融产品和服务等方面开展创新服务，开展知识产权质押贷款、股权质押贷款等贷款业务；四是鼓励保险机构开发符合科技成果转化特点的保险品种，为科技成果转化提供保险服务；五是通过完善多层次资本市场，支持企业通过股权交易、发行股票或债券等融资方式为科技成果转化进行融资；六是设立创业投资引导基金，引导和支持创业投资机构投资初创期科技型中小企业；七是鼓励设立科技成果转化基金或者风险基金，用于支持高投入、高风险、高产出的科技成果的转化，并且规定研究开发机构、高等院校科技成果转化所得收入全部归本单位，用于科技成果重要贡献人员的奖励和科学技术研究开发与成果转化等有关工作。

在政策支持方面：一是创造科技成果转化的良好环境，加强科技、财政、投资、税收、金融、人才、产业、政府采购以及军民融合等政策的协同；二是要求地方各级人民政府根据成果转化法的规定，因地制宜，结合实际，采取更加有利于促进科技成果转化的具体措施；三是丰富转化形式，如鼓励研究机构、高等院校采取转让、许可或作价投资等多种形式，向企业或其他组织转化科技成果。

通过绩效改革激发创新转化动力，促进研究机构、高等院校的主管部门以及财政、科学技术等相关行政部门探索、建立有利于促进科技成果转化的绩效考核评价体系，将科技成果转化效果作为对单位及个人的评价、科研资金支持的重要依据之一。对科技成果转化绩效突出的相关单位或个人，在科研资金上侧重支持。针对单位对科技人员个人的报酬也给出了更明确的指导意见，该法明确指出职务科技成果转化后，由科技成果完成单位对完成、转化该项科技成果做出重要贡献的人员进行奖励。奖励和报酬的方式、数额和时限可以由科技成果完成单位规定或者与科技人员约定并予以公开，强调对科技人员意见的听取和尊重。单位未进行相关规定制定的可参照国家建议：①科技成果转让、许可给他人实施的，提取成果转让或许可净收入的比例不低于50%；②作价投资的，提取股份或者出资的比例不低于50%；③如果自行实施或者与他人合作实施的，在转化成功投产后的连续3～5年，每年提取不低于5%的科技成果的营业利润。

除绩效与科研资金支持，促进措施还包括将成果转化与职称评定、岗位管理和考核评价制度相结合，全方位提升促进科技成果转化的支持与动力。除此以外，国家激励政策鼓励协作促转化，比如针对财政资金设立的具有市场应用前景、产业目标明确的科技项目，重点发挥企业在研究开发方向选择、项目实施和成果应用中的主导作用。或者针对不同性质单位的优势，鼓励联合实施科技成果转化，如通过联合建立研究开发平台、技术转移机构或者技术创新联盟等产学研的合作方式，共同开展研究开发、标准研究与制定、成果的应用与推广等活动。

（二）四川省专利转化激励政策

2017年四川省制定《四川省激励科技人员创新创业十六条政策》，其中涉及科技成果转化激励政策的有第五条至第十条、第十五条规定。

第五条政策涉及扩大企事业单位薪酬分配的自主权。该条政策提到科研院所、高等学校、医疗卫生机构等事业单位从技术开发、技术咨询、科技成果转化或技术服务等活动和专利奖励、政府及社会组织科技进步奖励等所获得的经费中给予科技人员的报酬、奖励。并由主管部门据实核增计入当年单位的绩效工资总额，但不作为绩效工资总额的基数，核增情况抄报同级的人力资源社会保障部门和财政部门。国有企业的以上类型费用支出计入工资总额，不受个人年薪限制。各单位可在核定的绩效工资总额范围内，按照本单位自行制定的分配方案自主进行分配。

第六条政策鼓励科技人员离岗进行创新创业。该条政策提到科研院所、高等学校以及医疗卫生机构等事业单位的科技人员（包括担任非正职领导的科技人员）依法经所在单位同意，可在科技型企业兼职从事科技成果的转化活动，并按相关规定获得相应的报酬或奖励。支持科研院所、高等学校以及医疗卫生机构等事业单位的科技人员离岗领办或创办科技型企业，对离岗期限进行了限定，以3年为一期，每期均须与所在单位签订离岗创新创业协议，最多不超过两期。离岗期内科技人员可以保留原单位人事关系，岗位等级聘用时间和工作年限仍可连续计算，薪级工资、专业技术职务评聘和岗位等级晋升享有机会等同于原单位其他人员。离岗创业科技人员的年度和聘期考核，以离岗后的创新创业情况为主。社会保险参保方面，科技人员可根据本人自愿选择在原单位继续参加或将参保关系转移至新单位，只要不重复参保即可。在原单位参保的，缴纳方式不变。同时，财政部门不核减离岗创业科技人员的正常经费，经费的使用可由原单位自主统筹安排。离岗期间或离岗期满后，科技人员要求回原单位工作的，原单位按不低于原聘用岗位等级聘用。离岗期满后不回原单位工作的科技人员应按有关规定与原单位解除聘用合同。

第七条政策是提高科技人员成果转化收益比例，科技成果转移、转化所获收益，应当按不同方式对完成和转化科技成果做出重要贡献的个人给予奖励。允许通过转让或许可取得的净收入，以及作价投资获得的股份或出资比例中不低于70%的比例用于个人奖励。单位自行实施或与他人合作实施的，从盈利开始的年度起连续5年，每年可从该项科技成果实施的营业利润中提取不低于5%的比例用于奖励。针对在研究开发和科技成果转移、转化中做出主要贡献的科技人员，获得奖励的份额建议不低于奖励总额的50%。

第八条中提到担任领导职务科技人员获得成果转化奖励的办法。科研院所、高等学校、医疗卫生机构等事业单位及单位所属具有独立法人资格单位的正职领导，若是科技成果的主要完成人或对科技成果转化做出重要贡献的，可以按规定获得现金奖励，但原则上不可获得股权奖励。其他担任领导职务的科技人员，如果是科技成果的主要完成人或本人对科技成果转化做出重要贡献的，可依法获得现金、股份或出资比例等奖励和报酬。担任领导职务的科技人员科技成果转化收益分配要实行公示制度。高等学校、科研院所以及医疗卫生机构等事业单位应制定科技成果转移、转化管理办法，明确科技成果的定价方式、收益的激励对象、激励方式、奖励比例以及科技成果收益奖励等内容，其中协议定价的应当对科技成果名称和拟交易价格进行公示，公示时间不少于15日，同时应当明确并公开异议的处理程序和办法。以上管理办法的制定应在充分听取本单位科技人员意见基础上进行公示，经领导班子集体研究审定后实施。

第九条政策中提到允许单位与职务发明人约定职务科技成果权属。单位依照科技成果转化有关法律法规及各项政策规定，对科技人员及其团队实施奖励的，可与科技人员以及团队事前约定权属比例。单位可以与发明人约定由双方共同申请和享有专利或相关知识产权。

第十条规定了实行科技成果转化风险免责政策。包括在科技成果转化过程中，通过拍卖、技术交易市场挂牌交易等方式确定价格或通过协议定价并按规定在单位公示的，单位领导在没有牟取非法利益并且履行勤勉尽责义务的前提下，依法免除其在科技成果定价中因科技成果转化后续价值变化产生的决策责任。采取投资方式转化科技成果发生了投资亏损的，单位主管部门及财政、科技等相关部门在科技成果转化绩效评价中，经依法认定其已经履行了勤勉尽责义务的，不纳入单位对外投资保值增值考核范围。

第十五条完善科技人员职称评定和岗位聘用，该条款提到科技人员的职称评审与考核中，主持研发的科技成果技术转让成交额、承担横向科研项目获得的经费、创办企业缴纳税收以及创业所得捐赠给原单位的资金等视同纵向项目经费，发明专利转化应用情况同论文指标要求同等对待。职称评审不受原单位专业技术岗位设置比例限制，不将论文作为评价的限制性条件。职称外语和计算机应用能力由用人单位或评委会自主确定。科技成果转化业绩成果也作为评定或聘用的重要内容，对有突出贡献的科技人员，可按规定破格评定相应专业技术职称。同时，政策鼓励高等学校、科研院所、医疗卫生机构等事业单位设立科技成果转化岗位，在核定的岗位总量内，对优秀团队的高级专业技术人员聘用给予政策倾斜。

六、成果转化管理

《中华人民共和国促进科技成果转化法》中的科技成果是指所在工作单位各类科研项目或利用工作单位的物质、技术、人力及其他条件以及执行单位工作任务所完成的职务科技成果。专利属于科技成果，专利转化是指为提高生产力水平而对专利研发产生的具有实用价值的科技成果所进行的后续试验、开发、应用、推广直至形成新产品、新工艺、新材料，发展新产业等活动。医疗卫生机构应当建立科技成果转化的管理职责，确定转化方式，制定转化流程，做好收益分配，并明确责任和义务等以确保成果转化和激励措施落实。

在管理职责方面，一般由科技管理部门负责成果转化的组织、协调管理和工作报告，资产经营公司则负责科技成果作价投资的管理，人力资源部门则负责科技成果转化活动中的职工兼职和在职离岗创业行为的管理；财务部门可负责科技成果转化收益使用的管理。成果完成人积极配合单位开展科技成果转化工作；成果完成人不得将职务科技成果及其技术资料和数据占为己有，侵犯单位的合法权益。

在转化方式方面，国家允许多种形式的转化，如自行投资实施转化，向他人转让该科技成果，许可他人使用该科技成果，以该科技成果作为合作条件，与他人共同实施转化，以该科技成果作价投资，折算股份或者出资比例，其他协商确定的方式。最终由成果需求方、单位和成果完成人共同商定。

在转化程序方面，要实施科技人员科技成果转化的激励机制，同时也要规避科技人员在科技成果转化过程中的风险，可以按成果完成人与转化承接方存在利益关联和无利益关联两种情况确定转化方式。当成果完成人与成果需求方无利益关联时，科技成果转化程序为：①由所在单位的科技转化主管部门、成果完成人与成果需求方洽谈，确定科技成果转化方式及方案；选择以科技成果作价投资方式进行转化的，由资产经营公司参与成果需求方洽谈，就注册资本、注册地、科技成果的权属、作价、折股数量或出资比例等主要条款达成意向。②单位科技管理部门、成果完成人与成果需求方协商，选择具有相关评估资质的专业机构，经单位科技管理部门审批通过后，由单位科技管理部门、成果完成人配合评估公司进行科技成果的价值评估，评估价格为最低参考价格。③可以通过协议定价、在技术市场挂牌交易和拍卖等方式确定最终成交价格。④将转化方案报单位科技管理部门进行审核，再由单位科技管理部门将转化方案报单位法律事务部门进行法律条款审核，成果完成人根据单位科技管理部门和单位法律事务部门的审核意见对转化方案进行修改。⑤单位审批通过的转化项目，由单位与转化承接方签署合同，其他任何单位和个人不得私自对外签订转化合同。当成果完成人与成果需求方有利益关联时，科技成果转化程序有所不同，可通过以下方式优化转化流程：①首先，成果完成人要主动提交成果转化利益关联的书面声明，报单位科技管理部门备案。②由单位科技管理部门、成果完成人与成果需求方洽谈，确定成果转化方式，制定转化方案；选择以科技成果作价投资方式进行科技成果转化的，由资产经营公司与成果需求方洽谈，就注册资本、注册地、科技成果的权属、作价、折股数量或出资比例等主要条款达成意向。③由单位科技管理部门、成果完成人与成果需求方协商，选择具有国家相关评估资质的专业机构，经单位科技管理部门审批通过后，由单位科技管理部门、成果完成人配合评估公司完成科技成果的价值评估，评估价格为最低参考价格。④由成果完成人提出申请，报单位科技管理部门审批，审批通过后再由单位科技管理部门指定具有国有产权交易资质的机构进行挂牌交易或拍卖，由单位科技管理部门、成果完成人根据交易机构的交易规程提交所需材料，交易价格原则上不低于最低参考价格。⑤由成果完成人将转化方案报单位科技管理部门进行业务审核，再由单位科技管理部门将转化方案报单位法律事务部门进行法律条款审核，成果完成人根据单位科技管理部门和法律事务部门的审核意见对转化方案进行修改，单位科技管理部门将审核通过后的转化方案报单位审批。⑥单位审批通过的转化项目，由单位与转化承接方签署合同，其他任何单位和个人不得私自对外签订转化合同。

以许可方式进行科技成果转化的，可采用一次性付款和按年度付款或按阶段性指标付款等方式。在合同中需约定许可期限和撤销许可条件。当单位享受未来产品销售收益的，可以不对科技成果进行价值评估，单位按产品销售额的一定比例获得许可收入，具体比例和支付方式由单位和成果需求方根据行业实际情况协商确定。当单位不享受未来产品销售收益的，则建议对科技成果进行价值评估，许可价格不低于评估价格。

订立科技成果转化合同，可依据中华人民共和国国家知识产权局制定的相关合同文本，也可根据《中华人民共和国合同法》另行制定。如果涉及在境外转化或者涉及国家安全和秘密的，应注意按照国家规定的程序办理。对列入《中国禁止出口限制出口技术目录》中禁止出口以及其他影响、损害国家竞争力和国家安全的科技成果，禁止向境外许可或转让。

关于收益分配方式也应在科技转化合同中明确约定，合同签署后按照合同执行。科技成果转化收益是指单位职务科技成果在以向他人转让、许可他人使用、作价投资等国家允许的转化方式转化后，在扣除相关税费、单位维护该科技成果的费用，以及该交易产生的评估费、中介费、产权交易费、拍卖佣金等费用后获得的净收益。

在管理办法中需明确责任和义务，参与科技成果转化活动时应当遵守法律法规，维护国家利益，不得损害社会公共利益和他人合法权益，应接受单位和社会的监督。转化活动中可能涉及单位以外的兼职、在职离岗创业、涉及人才培养和仪器设备管理、涉及员工投资开办企业等情况，所在单位应针对以上情况拟定相关管理规定。单位的职务科技成果进行转化时，需单位批准。成果完成人不得阻碍职务科技成果的转化，不得将职务科技成果及其技术资料和数据占为己有，不得将职务科技成果擅自转让或者变相转让。成果完成人不得违反协议或有关保守技术秘密的要求，对其在服务过程中知悉的国家秘密和当事人的商业秘密负有保密义务。成果完成人按照约定的责任、义务，保证科技成果转化的顺利实施；单位科技管理部门要加强检查落实，确保合同的有效执行。对于合同履行中出现的意外和纠纷，成果完成人及所在部门须积极配合单位与合同相对方协商解决，不能达成一致时，可申请仲裁或诉讼。

七、成果转化参考流程

成果完成团队填写成果转化申请表，明确转化方式，提供相关支撑材料，如专利授权书、受让方简介等，经单位相关部门如科技部、法务部、财务部、审计部等审核，上报单位，按审批流程，经具体经办部门和成果完成团队共同实施转化，并进行公示，完成合同签署。

第三节 科技成果评价与推广应用

一、科技成果评价

科技成果评价指受托方根据委托方明确的目的，按照规定的原则、程序和标准，运用科学、可行的方法对科学技术活动以及与科学技术活动相关的事项所进行的论证、评审、评议、评估、验收等活动。科技成果评价前身为政府科技主管部门进行的科技成果鉴定。随着科学技术发展，政府对科技工作的“放、管、服”，各级科技行政管理部门不再组织科技成果鉴定工作，而是由专业的第三方科技成果评价机构承担评价工作。原《科学技术成果鉴定办法》被废止，科技成果鉴定更名为科技成果评价。科技成果评价机构是经政府科技部门备案、具备科技成果评价业务能力、能独立接受科技成果评价委托、有偿提供科技成果评价服务的社会中介组织，其评价活动在政府科技部门制定的成果评价程序、评价标准等相关规则框架下开展。

（一）评价的一般程序

科技成果评价工作的行为主体包括评价委托方、受托方及被评价方。委托方是指提出评价需求的一方，主要是大专院校、科研院所、企业等；受托方（即第三方成果评价机构）是指组织实施或实施评价活动的一方，主要包括专业的评价机构、社会组织、评价专家委员会或评价专家组等。

医学科技成果评价主要包括会议评价和函审评价。成果评价的一般程序：

1. 材料准备。在提交申请前应完成以下材料准备。科技成果评价申请表、项目任务书、工作报告、研究技术报告、社会/经济效益分析报告、经济效益证明、科技查新报告、论文专利等知识产权清单及相应的复印件、查引报告、成果应用证明、检测报告（技术开发类项目必备）、其他相关技术资料等。其中科技查新报告、论文收录查引报告和检测报告是创新性判定的重要依据，需交由符合资质的第三方机构出具。

2. 咨询申请。被评价方向受托方提交成果评价申请及相关材料。

3. 业务受理。受托方对材料进行形式审查，签订评价委托协议。

4. 专家遴选。受托方根据评价对象、内容及评价目的，遴选符合要求的评价专家进行评价。

5. 综合评价。采用会议评价时，受托方组织被评价方进行现场答辩，被评价方要全面介绍成果情况，专家现场考察、提问、评议，形成最终评价意见。采用函审评价时，受托方组建函审专家组，由受托方将相关材料送（寄）函审专家审阅，函审专家书面回复评价意见，再由函审专家组的负责人写出综合评价意见。

6. 结果公示。根据专家意见，受托方形成经评价专家认可的评价报告；在保证不被侵权、不泄密和保障国家安全的前提下，受托方根据需要公开成果评价的有关信息；被评价方或其他任何单位和个人对评价结果有异议的，可提出申诉。

7. 报告发布。经公示无异议后，发布正式评价报告。

8. 成果登记。被评价方到委托方完成科技成果登记及资料归档。

（二）评价流程（图8-3）

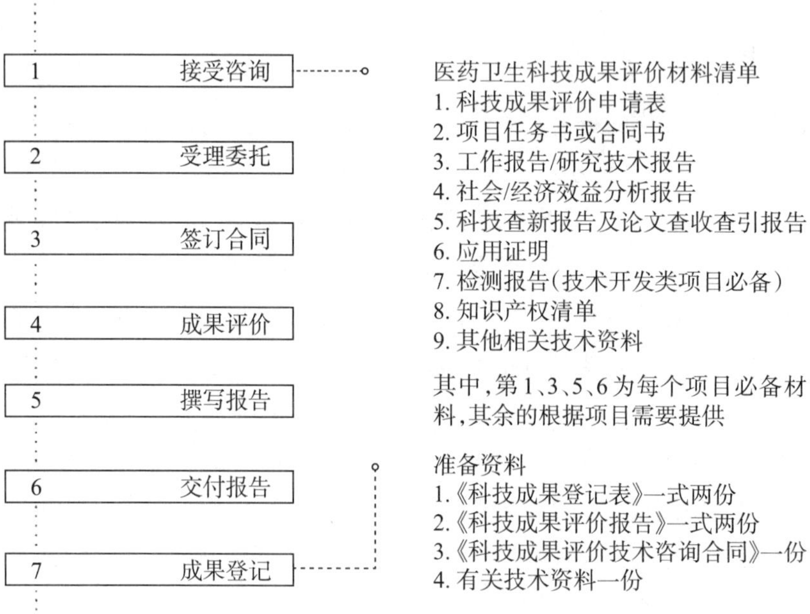

图8-3　四川省卫生健康政策和医学情报研究所评价流程

（三）评价内容

1. 成果评价的主要内容

（1）技术资料是否完整、规范。

（2）选题是否准确，方法是否得当。

（3）是否完成计划任务或者合同要求。

（4）对研究成果的学术价值及创新程度做出评价。论点、论据要正确；数据要准确；论文被引用情况或研究报告被采用情况；与国内外同类研究对比其创新点及先进程度；学术意义及在相应领域、学科产生的影响；应用推广价值及前景。

（5）对取得的社会、经济效益、潜在效益做出评价。

（6）对项目总体水平做出评价。

（7）提出存在问题和改进意见。

2. 不同性质医学科技成果评价侧重点

科技成果评价主要是对科技成果的成果水平、成果价值和成果效益进行综合评判。成果水平主要指成果的科学性、创新性、先进性和成果的难易复杂程度；成果价值主要指成果的医学价值和学术价值；成果效益主要指成果的经济效益和社会效益。作为科技成果，其必须具备科学性、创新性和先进性的属性，对于不同性质的医学科学研究，其成果评价标准和侧重点不一样。

（1）医学基础研究类科技成果

医学基础研究是揭示生命现象的本质和机理的研究，属于新观点、新理论的创造性活动，没有明确的目标，因此其成果评价主要以鼓励创新为导向，评价以成果水平和成果价值为重点，具体包括：

①评价基础研究成果的原始创新研究水平，主要学术思想和观点被学术界认可的情况，表现在论文专著被收录、引用情况，学术交流、科技奖励等方面；

②评价基础研究成果的科学价值。成果所述发现是否为国内外首次提出或其科学理论是否在国内外首次阐明，以及所具有的价值与意义，对学科发展、学科交叉的意义；

③对经济社会、文化等方面的作用和影响。表现在经济效益、社会效益、成果水平、知识产权等方面以及成果与国家、区域科技发展战略目标的契合及服务国家重大需求、支撑发展的情况。

（2）医学应用研究类科技成果

医学应用研究是针对如防病治病、促进健康等某一实际问题而开展的研究，其成果具有较强的针对性。因此，其成果评价以医疗卫生价值为导向，以社会效益和潜在应用价值为重点。具体包括：

①成果水平：成果的创新性、先进性；

②实用性：成果的潜在应用价值、转化、推广应用价值；

③社会效益：成果服务于社会的可行性，是否解决了实际医学问题，推动卫生事业发展情况。

（3）实验发展类科技成果

实验发展类研究是运用基础研究与应用研究及实验知识，研制出产品性物质，如新的疾病诊断方法、新药、新器械等，或者是对现有医用产品进行重大改造的研究。因此，其成果评价以成果转化应用为导向，以经济效益和社会效益为重点，具体内容包括：

①经济效益：成果的经济价值，如技术指标、投入产出比；

②社会效益：推动科技进步，提高市场竞争力，如显著降低成本、降低疾病发病率等；

③应用推广情况：成果推广的范围、规模和数量。

（4）医学软科学类科技成果

医学软科学研究不同于其他类型的研究，涉及较多的学科群，其主要任务是为国家和社会的重大卫生问题提供咨询服务。因此，医学软科学类科技成果评价主要是看该成果在推动卫生决策科学化和管理现代化，促进科技、经济与社会的协调发展方面的作用，这就要求成果具有创新性和科学价值，且能成功转化和执行。其具体评价内容为：

①对决策科学化和管理现代化的作用和影响；

②与国民经济、社会、科技发展需求的某一个方面或多个方面的紧密程度；

③经济效益和社会效益；

④研究难度和复杂程度，科研规模和效率。

（三）第三方成果评价机构选择

自从科技部发文科技成果由第三方机构评价以来，越来越多的第三方机构获得了科技评价资质。这些专业机构既有如四川省科技信息研究所、四川省档案馆、智信九鼎等涵盖各专业的评价机构，也有像四川省卫生健康政策和医学情报研究所、四川省农村科技发展中心等专业领域评价机构。既有事业单位，也有民营企业。四川省第三方科技成果评价机构统一参考《四川省科技成果评价通用规范》，提供标准化的评价服务。只要是符合资质的评价机构，其服务流程、所需材料大同小异。所以，成果团队在选择评价机构时，主要应对其专业性进行考察，主要体现在评审专家遴选上，遴选合适的本专业的专家，可以让成果评价结果更客观。

（四）成果评价准备时间节点

成果团队做成果评价的主要目的之一是为了申报成果奖项，获得更高级别的奖励，成果评价既不能太早，也不能太晚。论文引用次数、成果推广等直接影响成果水平的材料，越新越好。每年国家、省、市级奖项开放申报时，大量成果排队查新、评价，查新机构和第三方评价机构工作超负荷，项目评价时间选择过晚，评价无法及时完成。因此把握好评价时间，至关重要。一般说来，成果奖项所需材料中，需要第三方机构完成的主要有查新报告、论文引用收录、成果评价证书情况。其中查新报告、论文引用收录可以同时递交查新机构完成，一般所需时间为2周。查新完成后，查新资料随即提交成果评价，成果评价在非高峰期所需时间为2周以上，因此，准备成果奖项资料所需时间应至少前置一个月。

二、成果推广

（一）含义

医学科技成果推广是指将符合推广条件的医学新技术、新方法、新观点等医学科技成果，通过示范、培训、宣传、现场观摩等方式传播到更广泛的适宜地区，通过适当的方式，促进科技成果转化为现实生产力的过程。

（二）成果推广的条件

符合推广的成果应具有创新性、成熟性、实用性、效益性和适应性。主要体现在：成果具有比较明显的技术优势，成熟度较高；涉及国民经济与社会发展若干重点领域；瞄准现实需求，具有较好的市场应用前景；具有较好的示范性，能够为推广应用提供成套技术或装备。

（三）成果推广的方式

1. 专项成果推广活动

（1）国家及地方科技主管部门、卫生主管部门、科学技术协会、卫生行业分会等官方组织的专项成果推广活动，旨在为科研人员与企业联合搭建桥梁，促进成果转化。如“科技成果直通车”“中华医学科技奖成果推广活动”“前沿领域科技成果征集活动”“科技成果推广周”“科技成果洽谈会”等。

（2）医疗卫生机构自发组织的成果推介会，邀请企业及相关医疗机构参与，旨在扩大本单位科技成果的影响力和知名度，为成果转化和向其他医疗机构推广打下基础。

（3）各类成果转化投资公司举办的专项推广活动。

2. 建设和利用推广平台

（1）主管部门建设的各项平台或者推广项目，如四川省科学技术协会建设的“天府科技云”，省卫生健康委组织的适宜技术推广基地、适宜技术推广项目。

（2）与高校、企业建立产学研联合推广示范平台。

（3）以医疗卫生机构或者所属企业、实验室等为依托，建立研究与推广中心。联合基层医疗卫生单位、医联体单位及对口帮扶单位进行推广实施。

推广平台适合那些可以在其他医疗卫生机构，特别是广大基层推广应用的新技术、新方法。

3. 学术交流推广

（1）刊物发表：新发现、新观点等基础理论成果的推广，可通过论文发表、专著出版等方式进行推广。

（2）学术会议交流：新发现、新观点、新技术、新疗法等可以采用举办学术会议、技术推广培训班、继续教育等方法进行推广。

（3）协作培训。建立相互交流的协作机制，成果单位外派专家到其他医疗卫生机构巡讲、做技术指导，或者接受其他医疗卫生机构到本单位进修学习。

4. 成果转让

将成果有偿转让给有转化条件的第三方，由第三方推广应用。

三、科技成果应用证明管理

科技成果的最终目的是为了推广应用，因此推广应用情况在科技成果评价中权重大，推广应用证明作为成果推广的主要依据，其作用可见一斑。我国目前的科技成果评价体制下，成果推广应用证明出具并不规范，从历次成果评价提交的应用证明材料中也不难看出，证明存在由成果团队事先拟好，证明单位签字盖章的情况。证明的有效性无法审查，仅仅依靠单位和经办人员的自律意识。有些单位与单位之间也出现了相互帮忙，互开虚假证明的情况。虚假证明已经涉及学术诚信范畴，依照目前国家对学术诚信重视程度以及营造良好学术风气的要求，开具虚假证明对单位学术声誉和单位法人个人的危害重大，所以，无论是作为成果单位还是应用单位，都应建立相应的管理监督机制，杜绝出具虚假证明。

1. 成果单位应充分认识成果推广工作为事前推广

开具虚假科技应用证明情况较多，造成这一情况的主要原因是科研管理者、研究者未意识到成果推广工作为事前推广。项目组在成果产生时就应该制定推广计划，明确成果的推广应用对象、推广方式、推广单位，在成果推广有产出时再申报相关科技奖励，而不是为了要申报科技奖项，才临时出具成果应用证明。作为成果单位，应利用管理手段前置推广行为。

2. 成果应用单位应建立管理机制，遏制虚假证明开具

（1）充分认识证明造假的两种类型。

①事实造假：即该项成果并未在本单位应用。

②证明内容造假：夸大成果应用效果、取得的效益，虚增成果应用范围。

（2）建立内部审核机制，层层落实责任。

对于成果应用证明的出具，除了在成果应用证明的表格上法人签字和单位盖章外，应用单位应建立内部监督管理机制，责任层层落实到人，成果的应用人、科室负责人、科管/医务部门、分管领导均应签字同意，如表8-2所示。

表8-2 ××医院科研项目应用证明审核表（编号：KJV1004）

<table>
<tr><td>项目名称</td><td colspan="4"></td></tr>
<tr><td>研发单位</td><td colspan="4"></td></tr>
<tr><td>联系人</td><td></td><td>电话</td><td colspan="2"></td></tr>
<tr><td>应用科室</td><td colspan="4"></td></tr>
<tr><td>应用人签字</td><td></td><td>电话</td><td colspan="2"></td></tr>
<tr><td rowspan="3">科室应用情况</td><td colspan="2">1.应用情况是否属实</td><td>是</td><td>否</td></tr>
<tr><td colspan="2">2.对本院申报相关奖项有无影响</td><td>有</td><td>无</td></tr>
<tr><td colspan="4">科室主任签字：
日期： 年 月 日</td></tr>
<tr><td>医务部意见</td><td colspan="4">同意□ 不同意□
负责人签字：
日期： 年 月 日</td></tr>
<tr><td>科技部意见</td><td colspan="4">同意□ 不同意□
负责人签字：
日期： 年 月 日</td></tr>
<tr><td>分管院领导(法人代表授权人)审核</td><td colspan="4">同意□ 不同意□
负责人签字：
日期： 年 月 日</td></tr>
</table>

第四节 成果报奖

科技成果是科技工作者多年辛勤劳动的结果，特别是医学科技工作者为了科学研究，献身科学事业，付出了很多精力和心血。同时，获得成果奖励的数量和等级也是衡量一个医疗卫生单位或个人学术水平和社会贡献的重要指标之一。但很多医学科技工作者忙于医疗卫生工作或科学研究，没有时间了解科技奖励的细节和技巧，现将常见疑问整理如下，供参考。

一、常见的科技奖项有哪些

一般来说，医疗卫生机构可申报的常见奖项有国家科学技术奖、省科学技术奖、中华医学科技奖、华夏医学科技奖、省医学科技奖。

二、项目简介如何写

项目简介一般要高度概况、语言精练。一般情况下受邀参加评审的专家基本上都是全国或全省知名专家，评审会议上每位评审专家要审阅多个项目，所以项目简介越精练越好。

项目简介应突出重点，条理清晰。写明任务来源、背景及目的、研究的创新点、主要成果、整体评价、应用情况。专家会习惯性地先查看主要成果，然后再看项目的创新点，最后会结合单位的级别、应用情况等相关材料做出评判。

三、成果整合应注意哪些

一是文章、专著、专利等成果均为项目组成员所有，不能将没有参与成果研发的自己的导师、朋友等的成果充当项目成果；二是成果推广应用的单位越多越好；三是成果的评价机构越权威越好。

四、答辩应注意哪些

答辩非常关键，是考验综合能力的一关。一是最好由项目负责人答辩，如项目负责人有特殊情况不能参加答辩，可从项目组成员中选择一位口才和应变能力最佳的成员进行答辩；二是突出项目创新点及全国或本区域的领先程度；三是介绍时间根据要求合理安排，不要超时；四是介绍的专业知识宜精不宜多（因为评审专家是多个专业）；五是回答专家提问宜简不宜繁，最好不延伸。

五、可以联合申报奖项吗？材料如何整合

可以联合申报奖项吗？可以。目前大多数奖项都没有对联合申报奖项作出规定和限制，并且鼓励合作研究、联合攻关。很多医疗卫生科技工作者因为不清楚联合申报流程或不愿意与其他同行联合申报奖项而丧失获奖机会。实际上，只要项目的研究方向、目的及应用一致，联合申报获奖的概率会更大一些。

六、常见科技奖项有效排名

常见科技奖项的有效排名，如表8-3所示。

表8-3 常见科技奖项有效排名

类别		有效排名
中华医学科技奖	一等奖	前15位人员，前10个单位
	二等奖	前10位人员，前7个单位
	三等奖	前8位人员，前5个单位
华夏医学科技奖	一等奖	前15位人员
	二等奖	前10位人员
	三等奖	前8位人员
四川省科技进步奖	一等奖	前9位人员
	二等奖	前7位人员
	三等奖	前5位人员
四川省医学科技奖/青年奖	一等奖	前9位人员
	二等奖	前7位人员
	三等奖	前5位人员

八、奖金是发给单位的还是项目组的

资金应归项目组。奖金是通过单位奖励发给各项目组的，各单位应该按照本单位制度，奖励给项目组成员，以鼓励其为科学研究的辛勤付出。

第五节 成果奖励

医疗卫生机构的综合实力与科研水平的高低是成果奖励重要影响因素，而与之相匹配的成果奖励制度是促进医疗卫生机构科研快速发展的必要手段。为加强医疗卫生机构科研发展，充分调动科技人员的积极性、主动性、创造性，营造良好的科研氛围，各级医疗卫生机构需制订符合自身现状的成果奖励制度，以取得更好的激励效果，提升自身综合实力。

一、成果奖励的方式

（一）精神激励

对于在科研活动中取得突出成绩的个人，医疗卫生机构要加大宣传力度，营造积极向上、你追我赶的科研氛围，强化精神激励和导向作用，突出科研人员的幸福感、尊严感。同时，在职称晋升和导师遴选中，将科研成果奖励内容纳入到选拔条件中，充分发挥政策引领和导向作用，调动科研人员的科研意识和积极性。

（二）物质激励

注重和加大物质激励力度，提升医疗卫生机构科研人员的绩效收入，最大限度地激发他们的工作热情，使得科研人员能够安心从事科学研究和技术创新工作，提高科研产出，从而提升医疗卫生机构科研水平和竞争力。

二、制定成果奖励的制度

（一）科研立项奖

1. 国家级科研项目、国际合作项目奖励

奖励范围包括本单位为国家级项目牵头单位、国家级项目子课题组长单位，或以项目骨干身份参与国家级项目的项目负责人及其团队。国家级科研项目包括国家自然科学基金、国家科技重大专项、国家重点研发计划、技术创新引导专项、基地和人才专项，以及重大国际合作项目。获得其他类重大科研项目的，医疗卫生机构可根据实际情况参照上述标准予以奖励。

2. 省部级科研项目奖励

奖励范围包括国家各部委科研基金课题或省科技计划项目的项目负责人及其团队。

3. 厅局级科研项目奖励

奖励范围为厅局级科研项目的项目负责人及其团队，厅局级科研项目包括省卫生健康委员会、省中医药管理局、市（州）科技局等资助的科研项目。

在实际执行过程中，科研立项奖励可根据项目研究进展进行发放，在项目立项、中期检查、结题验收三个时间节点予以奖励，鼓励项目负责人不仅要争取项目立项，同时要按时完成研究任务，提高科研产出。

（二）科技成果奖

医疗卫生机构作为第一完成单位获得国家级、省部级、厅局级科学技术奖励，按照所获奖项级别和等级分别给予奖励。医疗卫生机构作为第二完成单位或第三完成单位的，可按照第一完成单位奖励额度的一定比例进行奖励。

业内公认的国家级行业、学会奖励，如中华医学科技奖、华夏医学科技奖、中华预防医学会，省医学会、省护理学会等可参照该奖励标准进行奖励。

对于重大科研项目和科技成果奖，医疗卫生机构可根据项目评审进展情况，有针对性地设置奖励标准。如申报国家级项目和成果奖，医疗卫生机构可以对标项目一审、二审、答辩等环节分别设置奖励，最大限度激发科研人员工作积极性，为成功获得项目资助和科技成果奖创造有利条件。

（三）学术论文奖

学术论文奖励范围，包括医疗卫生机构为第一作者或通讯作者单位的SCI论文、中文核心期刊论文（北大核心期刊论文），或科技核心期刊论文。各级医疗机构可根据自身科研水平，设置奖励标准，鼓励科研产出。同时，专职科研人员可根据绩效考核有关情况，设置奖励门槛，仅对超过考核标准的科研论文予以奖励。

需要特别指出的是，为扭转当前科研评价中存在的SCI论文相关指标片面、过度、扭曲使用等现象，规范各类评价工作中SCI论文相关指标的使用，鼓励定性与定量相结合的综合评价方式，探索建立科学的评价体系，回归学术初心，净化学术风气，优化学术生态，2020年2月，教育部、科技部印发了《关于规范高等学校SCI论文相关指标使用树立正确评价导向的若干意见》的通知（教科技〔2020〕2号），要求破除论文“SCI至上”，探索建立科学的评价体系，营造良好创新环境。各医疗卫生机构在制定各类学术论文奖励办法时，要充分领会国家相关文件精神，避免过度追求SCI论文相关指标，坚决杜绝学风浮夸、浮躁和急功近利等现象。

（四）学术著作奖

由新闻出版总署批准的出版社或国外出版社出版的专著或教材，可按版权页全书字数对作者及团队进行奖励。如主编、副主编，或主译人员等实施奖励。各级医疗卫生机构在执行过程中也可按照国际级、国家级、省级和统编教材等标准对出版的专著和教材水平进行划分，对应给予不同系数的奖励标准。

（五）科技成果转让奖

1. 专利授权奖

医疗卫生机构作为专利权人获得授权的中国发明专利、发达国家发明专利，可给予奖励。实用新型专利，各单位可根据自身科研水平情况制定相应奖励标准，酌情进行奖励。

2. 成果转让奖

成果转让主要包括以下几种方式：医疗卫生机构投资实施该技术成果转化；向他人有偿转让该技术成果；许可他人有偿使用该技术成果；以该技术成果作为合作条件，与他人共同实施转化；以该技术成果作价投资，折算股份或者出资比例。医疗卫生机构对完成转让的科技成果，可给予奖励。转让费（或许可使用费）等收入，单位可按照一定比率奖励给专利发明人。

（六）科研平台建设奖

医疗卫生机构相关学科或实验室获得国家重点实验室或教育部重点实验室、国家重点学科、国家临床研究中心、省重点实验室、省医学重点学科（专科）、省临床医学中心等，可根据平台等级对相关学科和实验室人员进行奖励。

第九章　学术交流

第一节　举办学术会议

一、举办学术会议的重要性

1. 随着医疗卫生机构管理体制改革的逐渐深入，各级各类科研学术交流逐渐增多和丰富，不仅有效地促进了相关单位科学研究水平的发展和提升，也有利于推动科研人才团队的成长和进步。因此，举办学术会议，搭建交流平台和渠道，显得尤为重要。

2. 医疗机构在举办学术会议的同时，也可积极申报国家和省级继续教育简称（继教）项目，积极争取政策支持，将科研学术活动融入继教项目中，扩大自身科研学术影响力。国家级继教项目申报相关要求，可关注中华医学会旗下全国继续医学教育委员会办公室网站（网址：https：//www.cma.org.cn/col/col8/index.html）。

二、学术会议组织流程

（一）制订会议计划

举办学术会议、培训等首先要制订可行的会议计划，可参照以下模板。

康复医学在中国的发展、现状及未来策略高峰论坛

筹备方案

一、时间

××××年××月××日至××月××日（××日报到、××日离会）。

二、地点

四川成都（××宾馆××会议厅）

三、主办与协办单位

主办：×××医院

协办：×××医院

四、参会人员

国家卫健委××司、省政府、省政协、省卫健委、省残联、省民政厅来自全国各地的康复专家及友好单位特邀代表。

五、会议主题

（一）探讨医疗康复未来发展之路

（二）探讨国内康复医学教育的现状

六、议程

<table>
<tr><th colspan="2">时间</th><th>内容</th><th>主持人</th><th>地点</th></tr>
<tr><td rowspan="2">××月××日</td><td>15:00-17:00</td><td>专家及邀请代表报到</td><td>接待组</td><td>××酒店大堂</td></tr>
<tr><td>18:00</td><td>欢迎晚宴</td><td>×××主持</td><td>××酒店宴会厅</td></tr>
<tr><td rowspan="6">××月××日</td><td>9:00-10:00</td><td>启动仪式
8:50-9:00 合影
9:00-9:05 院领导致欢迎词
9:05-9:20 政府领导代表讲话
9:20-9:30 ××专家介绍项目进展情况</td><td>×××院长</td><td rowspan="2">××酒店会议厅</td></tr>
<tr><td>10:00-12:30</td><td>会议主题：探讨医疗康复未来发展之路</td><td>×××院长</td></tr>
<tr><td>12:30-14:30</td><td>午餐、休息</td><td></td><td>××酒店宴会厅</td></tr>
<tr><td>14:30-14:45</td><td>与会专家分享发言</td><td>×××副院长</td><td rowspan="2">××酒店会议厅</td></tr>
<tr><td>14:40-17:30</td><td>会议主题：探讨医疗康复未来发展之路
专家发言后自由讨论</td><td>×××副院长</td></tr>
<tr><td>18:00</td><td>晚餐</td><td>×××院长</td><td>××酒店宴会厅</td></tr>
<tr><td rowspan="4">××月××日</td><td>9:00-10:00</td><td>会议主题：探讨国内康复医学教育的现状，存在的问题及未来发展的方向
专家发言后提问</td><td rowspan="3">×××副院长</td><td rowspan="3">××酒店会议厅</td></tr>
<tr><td>10:00-12:00</td><td>自由讨论</td></tr>
<tr><td>12:00-12:30</td><td>×××领导、专家总结</td></tr>
<tr><td>12:30-14:00</td><td>午餐（午餐后离会）</td><td>×××院长</td><td>××酒店会议厅</td></tr>
</table>

七、会务接待分工

（一）牵头领导：×××副院长

（二）牵头部门：院长办公室

（三）参与部门及科室：教育培训部、科技部、护理部、事业发展部、后勤保障部、保卫部、宣传部、康复科

（四）具体分工

部门1：制订接待方案，统筹会务安排。会场准备（音响、投影仪、座次牌制作及摆放、会议室背景板、会议室门口及一楼竖立欢迎牌）；邀请上级领导，草拟领导欢迎词、发言稿。

部门2：负责会务接待及会议记录、纪要，协助会务组形成建议书，备好会议资料（纸袋、笔、笔记本）。

部门3：协助与会代表的接待工作，负责酒店与医院之间接送。

部门4：负责会场礼仪人员的安排、合影（嘉宾一对一服务）。

部门5：邀请相关领导，负责代表的接待、用餐、用车安排。

部门6：负责会议期间的安全保卫工作及停车车场的准备。

部门7：负责宣传工作、制作横幅，摄影、摄像（会议合影）、撰写新闻稿，邀请媒体。

部门8：大会期间嘉宾的参观准备工作，配合其他部门做好专家接待。

（二）会议前期通知

1. 明确会议主题、内容

2. 确定会议日期，参会嘉宾和授课专家

3. 拟定会议通知并发相关单位。会议通知包括：会议介绍，主办方、协办方，会议时间、地点，是否收注册费，学分，会议联系人等，同时附上会议议程，参会回执。

国家级继续医学教育项目健康体检/健康管理机构精细化护理质量管理培训班通知

各相关医疗机构、企事业单位：

为推动全省健康管理质量控制工作深入开展，推广有效管理模式，全面促进我省健康管理专业的发展，加强健康管理护理队伍的建设，提高健康管理护理人员临床技能，××医院健康管理中心定于××××年××月××日至××日在成都召开健康管理机构精细化护理质量管理培训班。本次培训班由××医院健康管理中心主办，特邀××医院健康管理中心×××主任、××医院×××副院长、××医院心身医学科×××主任、××医院护理部×××主任等省内外知名健康管理领域多学科专家到会进行专题讲座及面对面交流。

在此，我们谨代表大会组委会诚挚邀请您单位相关从业人员到会交流经验、共享研究成果，携手同心为推动我省健康管理医学事业的发展贡献一分力量。大会将提供学术及护理管理的交流平台。现将会议相关事宜通知如下。

一、专题讲座及授课专家（部分）

（一）健康管理中心精细化护理质量管理与护理能力提升　　×××专家

（二）精细化管理在体检中心的运用　　×××专家

（三）健康管理中的心理与心理健康　　×××专家

（四）护理质量精细化管理　　×××专家

（五）健康管理中心护理管理经验分享　　×××专家

（六）优质护理在团队体检中的实践　　×××专家

二、培训时间、地点

（一）报到时间：××月××日下午1点至晚上8点

报到地点：××酒店（酒店大堂）（××市××区××路×号，电话028-×××××××××）。

（二）培训时间：××月××日～××日

培训地点：××医院学术厅

用餐地点：××酒店宴会厅

三、参会人员

从事健康管理及相关专业的临床工作人员以及管理人员。

四、报名方式

本次参会采用先注册方式，请务必通过邮件、电话、短信提前预约报名，报名截止时间为××××年××月××日，请于××月××日之前将报名回执发送至邮箱：××@126.com（邮箱请注明培训班）。

会务联系人：

××：1811128××××

××：1388080××××

五、会务费

每位学员需缴会务费800元/人（含资料费和餐费），交通费和住宿费回单位按规定报销。本次会议不支持POS机刷卡和现金缴费。请于××月××日之前将会务费转账到××医院账户，务必在转账单备注栏注明“精细化护理质量管理培训班”字样，并将转账回执单或转账凭证发送至邮箱××@126.com，以便于提前开好会务发票现场领取。

户名：××医院

账号：×××××××××

开户行：建行×××支行

六、学分证书

培训代表将授予国家级继续医学教育学分6分。

七、培训须知

1. 会议期间，请参会代表佩戴代表证，遵守会议各项规定和要求，按时参加会议，不迟到早退。

2. 会议期间注意保持会场秩序，请将手机关闭或调至静音模式。

八、交通

各火车站、机场到会议地点的行程方案建议。

九、其他事宜

住宿推荐酒店：

1. ××酒店（××市××区××路×号，电话028-8779××××）

2. ××酒店（××市××区××路×号，电话028-8779××××）

××医院

××××年××月××日

国家级继续医学教育项目健康体检/健康管理机构精细化护理质量管理培训班注册回执

<table>
<tr><td colspan="2">单位名称</td><td colspan="3"></td><td>联系人</td><td></td></tr>
<tr><td colspan="2">单位发票名称</td><td colspan="5"></td></tr>
<tr><td colspan="2">通信地址</td><td colspan="3"></td><td>邮编</td><td></td></tr>
<tr><td colspan="7">参会人员信息</td></tr>
<tr><td>姓名</td><td>性别</td><td>科室</td><td>职务</td><td>手机</td><td>邮箱</td><td>证件号码</td></tr>
<tr><td></td><td></td><td></td><td></td><td></td><td></td><td></td></tr>
<tr><td></td><td></td><td></td><td></td><td></td><td></td><td></td></tr>
<tr><td></td><td></td><td></td><td></td><td></td><td></td><td></td></tr>
<tr><td></td><td></td><td></td><td></td><td></td><td></td><td></td></tr>
<tr><td colspan="7">住宿预订信息</td></tr>
<tr><td colspan="2">是否住宿</td><td colspan="5">□是 □否(所有预订保留至××××年××月××日20:00时)</td></tr>
<tr><td colspan="2">住宿标准</td><td colspan="5">标准间 288 元/间/天</td></tr>
<tr><td colspan="2">类型及数量</td><td colspan="5">□标准间×间 □单间×间</td></tr>
<tr><td colspan="2">住宿日期</td><td colspan="2">××月××日</td><td colspan="2">××月××日</td><td>××月××日</td></tr>
<tr><td colspan="7">会议费用账号</td></tr>
<tr><td colspan="2">开户银行</td><td colspan="5">建行××支行</td></tr>
<tr><td colspan="2">开户名称</td><td colspan="5">××医院</td></tr>
<tr><td colspan="2">银行账号</td><td colspan="5">××××××××××</td></tr>
<tr><td colspan="7">温馨提示:注册前请联系会务组确认参会名额再缴费,务必注明“精细化护理质量管理培训班”字样</td></tr>
</table>

填表说明:

1. 此表是您享受会务服务的所需信息,请务必字迹工整并逐项填写完整。
2. “单位名称”请务必请填写规范名称,方便开具会务费发票。
3. 2人以上参会的请用字体加黑加粗注明联络人。

（三）专家联系

联系专家，告知会议时间以及专家授课具体时间。请专家提供课件和个人简历。课件用于印刷会议资料，简历用于宣传和介绍。

三、举办学术会议有关注意事项

时间节点	注意事项
会议筹备前期	1. 统计参会人员，根据人数确定会议室大小、会议用餐和住宿人数； 2. 根据专家到达离会时间落实车辆安排； 3. 落实会议用餐标准，确定就餐安排和方式； 4. 根据人数预定住宿房间； 5. 准备好领导、嘉宾讲话稿
会议前一天	1. 与酒店对接并落实会议茶水、就餐等细节； 2. 调试投影仪、灯光、电脑、激光笔、话筒等，预留酒店工作人员电话，以防现场发生故障； 3. 座牌准备。主席台发言人的座牌需准备 2 个，确定好主席台就座嘉宾，安排好座牌顺序； 4. 准备好签到台、签到表、笔等
会议当天	1. 报到组负责报到、注册，发放资料等，根据报到人数及时反馈就餐和住宿人数给会务组； 2. 专家接待组负责机场或酒店的专家到会场的接待工作； 3. 现场控制组负责提前拷贝主讲者 PPT，现场拍照等管理工作

第二节　参加学术会议

学术会议是一种以促进科学发展、学术交流、项目研究等学术性话题为主题的会议，学术会议管理是科研管理的重要组成部分之一。

一、学术会议类型

学术会议按照不同的分类标准，具有不同的划分方式和结果。本文主要按照与会者范围划分，将学术会议分为以下三类。

（一）国际学术会议

国际学术会议一般指在国外召开的、由国际知名组织主办的、参与人员涉及全世界多个国家的大型学术性年会或行业内的权威会议，如American Society of Clinical Oncology（ASCO），American Society for Nutrition（ASN）。

在国际上，不同的学术会议有不同的用词。Meeting，指会议，最一般的用词，规模可大可小，层次可高可低，可以是正式或非正式的会议；Conference，指大会，较正式用词，使用范围甚广，多数国际学术会议用此词；Congress，指代表大会，由正式代表出席的会议，一般规模较大，如国际地球物理学家代表大会；Committee，指委员会，建立以审议或处理特别的问题，如专家委员会、常设委员会、指导委员会、组织委员会；Council，指理事会，有任期的咨询或立法组织，如科学理事会；Symposium，指研讨会，主要指专题性的学术会议；Seminar，指讲习会，讲授性质的学习班等；Round-table，指圆桌会议，不分席次以示平等的学术会议；Panel，指专题小组讨论会，带有评议和答询性质；Forum，指论坛，讨论大家关心的学术问题的集会。

（二）国家/片区学术会议

1. 国家学术会议

国家学术会议由中华医学会、中医药学会等全国性学会/协会组织的学术会议，主要与会者来自各个省份相关学术领域研究者。

2. 片区学术会议

片区学术会议由西南片区、华南片区等区域性医学专业学会/协会组织的学术会议，参与人员涉及区域内各省市相关学术领域研究者，如西南片区流行病学学术会议、华南地区解剖学学术会议。

（三）省级学术会议

省级学术会议由省级医学专业学会/协会牵头组织的学术会议，参与人员涉及省、市相关学术领域研究者，如四川省医学会举办的妇产科学术会议、四川省医学会肿瘤学学术会议。

（四）市级及以下学术会议

市级及以下学术会议由市级及以下医学专业学会/协会组织，参与人员涉及市、县及以下相关学术领域研究者。

二、参会审批流程

各个医疗卫生机构可依据“鼓励参与，总额控制，规范审批”的基本原则管理学术会议。根据参会经费的来源，可将参会审批流程分为以下两类：①科研项目经费参加学术会议审批流程；②单位经费参加学术会议审批流程。由于各个医疗卫生机构情况不尽相同，难以提出具体的参会审批流程，以下审批流程可供参考。

（一）科研项目经费参加学术会议审批流程（图9-1）

1. 申请人需提前1周持会议正式通知（纸质版）到相关部门领取并填写审批表。

2. 将审批表报项目负责人，并经项目负责人签字同意。

3. 审批表经所在科室负责人签署意见（科室负责人参会可由医务部签署初审意见）。

4. 财务部审核是否符合科研项目经费列支要求，并签署意见。

5. 科技部或科教部审核并签署意见。

6. 分管院领导审批。

7. 经相关部门同意后，申请人应及时至人事部进行备案、登记以及办理请假手续。

8. 外出学习完毕后，应按时返回。

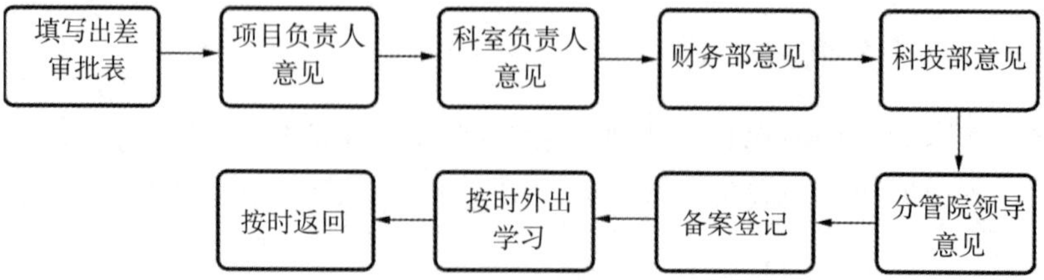

图9-1 科研项目经费参加学术会议审批流程

（二）医院经费参加学术会议审批流程（图9-2）

1. 申请人需提前1周持会议正式通知（纸质版）到相关部门领取并填写审批表。

2. 审批表经所在科室负责人签署意见（科室负责人参会可由医务部签署初审意见）。

3. 科技部或科教部审核并签署意见。

4. 分管院领导审批。

5. 经相关部门同意后，申请人应及时至人事部进行备案、登记以及办理请假手续。

6. 外出学习完毕后，应按时返回。

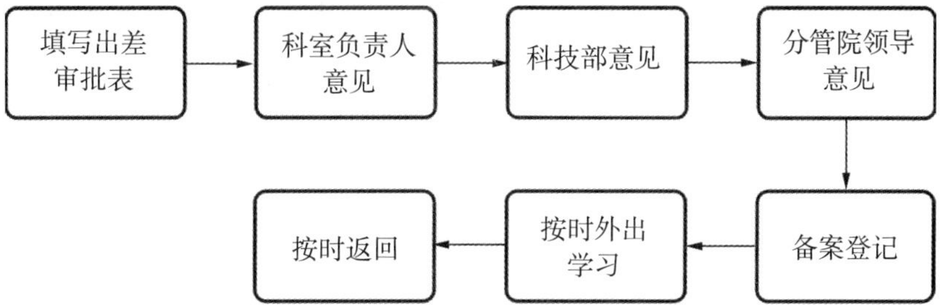

图9-2 医院经费参加学术会议审批流程

为简化相关人员的工作流程，可考虑采用网络管理方式进行上述学术会议审批流程。

三、国际/国内会议投稿（图9-3）

1. 准备论文

首先，应确定论文选题，选题应具有一定的创新性。确定选题后，应查阅相关文献/资料，确定论文写作框架。其次，阅读兴趣集中于文章中提出的新的学术观点；使用的新的分析方法；提供的新的经验证据；以及解决问题的新思路。

2. 选择学术会议

快速查询学术会议的方式主要有以下两种：①通过会议内容快速查找学术会议网址，如科学网会议网址（http：//meeting.sciencenet.cn/）、中国学术会议网址（http：//conf.cnki.net/）。②通过微信小程序、微信公众号等方式快速查找学术会议，如学术会议PLUS、医脉通。

3. 投递论文

会议确定后，进入该会议官网下载论文模板，根据模板修改论文格式，使论文符合模板要求。无论文模板的会议可查找之前的会议摘要，结合以前的会议摘要以及其他相关要求撰写论文。论文撰写完成后，在官网找到其投稿网址或邮箱进行论文投递。

4. 参加会议

在收到论文的录用通知后，作者决定是否要参会，普通会议并不要求作者参会，但有些会议则要求作者参会（如IEEE，如果不参会将被拉入黑名单，且论文不会被发表）。参会有两种形式：①口头报告（oral presentation），须制作PPT并进行演讲，时间一般为15分钟，之后会有提问环节；②海报展示（poster presentation），海报可根据官方模板自己制作、打印，自己带过去或托人带去或由会议主办方制作并展示，海报展示通常会在参会人员茶歇时供大家参观讨论。

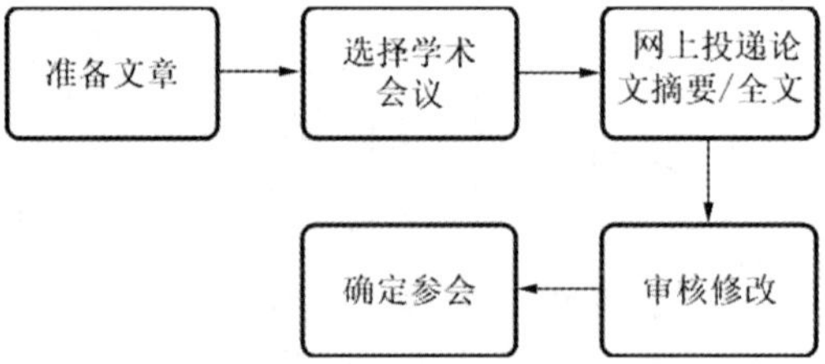

图9-3　国际/国内会议投稿流程

四、学术会议产出管理

1. 会议论文。学术会议结束后，需向相关部门提供参加会议论文的复印件，复印件应包括封面、目录以及正文三部分。

2. 大会、分会发言。国际会议大会发言非常重要，部分单位甚至认为国际会议大会、分会发言等同于影响因子较高的SCI论文。因此，大会、分会发言也需到相关部门登记，各单位可根据本单位政策决定是否给予奖励。

3. 学习报告。职工参加学术会议后，一定期限内向相关部门送交学习资料和一份学习报告。学习报告应包含会议内容、体会与收获、建议等内容，字数至少1000字。由相关部门根据学习、开会内容，安排合适的时间，组织相关人员进行学习、交流。

五、常见问题及注意事项

（一）如何提高会议论文接收率

1. 投稿前，应根据自身文章内容选择合适会议投稿

通常来说，会议宗旨决定了会议风格，继而决定了文章选题范围、风格和体例。因此，在投稿之前应仔细比较各学术会议的宗旨，然后根据自己文章的风格选择适合的学术会议。

2. 严格按照投稿模板及投稿要求撰写论文

首先，应严格按照会议目标所要求的格式或模板撰写。其次，文本、图和表格使用统一字体（英文常用Times New Roman）和字号。再次，行间距建议设置为双倍行距，便于评审人注释。同时，应注意标记页码和文本行数，便于评审人指出需要修改部分。最后，要谨慎使用缩写，部分期刊禁止在摘要中使用缩写形式，要根据会议的投稿要求规范书写。若未明确要求，应在摘要或文中第一次出现时明确定义。

3. 语言表达清晰、准确

首先，论文要准确地表达研究内容，英文论文可请专业人员进行润色。其次，应避免常见错误。文中尽量不要出现语法、拼写或打字错误，句子间应具有逻辑关系。最后，应简化语言风格。避免用长句子，长句子会给读者造成困扰。目前，研究论文中句子的平均长度为12～17个单词。

（二）如何加强口头报告吸引力

1. 英文交流无困难

在国际会议上发言时，首先应保证英文交流没有困难；发言时应音量适度、语速适中，语言流畅、清晰。

2. PPT讲述呈现创新性

首先，PPT设计时应注意文字简洁易懂、图文并茂、适当使用动画，必要时可添加视频；其次，讲述时可适当增加肢体动作；最后，讲述时可适当制造悬念，烘托气氛。

3. 增加互动，加强交流

讲述PPT时，可通过做游戏、名人名言故事、脑筋急转弯等增加与听众的互动，勾起听众对话题的兴趣，加深听众对内容的印象。

（三）如何加强海报展示的吸引力

1. 海报标题应简洁明了，介绍应简明扼要，对研究问题、研究方法以及研究体系在海报中要体现出来。海报中还可适当添加一些其他信息，如电子邮件、下载电子海报的链接。

2. 运用专业的海报制作软件（如Pagemaker）制作海报。应注意海报配色，标题一定要足够醒目，吸引眼球。图尽量做成彩图，可选择色彩鲜艳、对比强烈的颜色，但颜色不宜过多，通常不超过3种颜色。

3. 发放小礼品。参加学术会议的目的是为了寻找合作伙伴，收集联系方式。在展示海报时，可借助我国特色小礼品（如熊猫玩偶）吸引、赠送国外同行，抓住机会与同行交流，在交流中可能会碰出火花，有利于今后的合作。

第三节　学术任职

一、学术任职定义

根据《社会团体登记管理条例》规定，社会团体是指中国公民自愿组成，为实现会员共同意愿，按照其章程开展活动的非营利性社会组织。学术任职是指在学术类社会团体中担任一定学术职务，履行相关学术职务的权利的义务。

本节依据相关学科建设要求和科研要求及相关主流医学社会团体的管理规定从任职分类、任职益处、职务推荐、职务管理等方面进行阐述。

二、学术任职分类

按行署等级分为国际、国家级、省级、地市级、区县级等。

任职的组织类型包括代表大会、理事会、专家委员会、分会、专业委员会、专业学组、青年委员会等。

按学术职务类别分为会长（理事长、主任委员）、副会长（副理事长、副主任委员）、常务理事（常务委员）、组长、副组长、委员、代表（成员）等，如表9-1所示。

表9–1 社会团体的职务分类及明细

<table>
<tr><th colspan="2">类别</th><th>职务</th></tr>
<tr><td colspan="2">会员代表大会</td><td>会长(理事长)、副会长(副理事长)、秘书长、副秘书长、常务理事、监事长、理事、监事、代表等</td></tr>
<tr><td rowspan="5">分支机构</td><td>专家委员会</td><td>主任、副主任、委员等</td></tr>
<tr><td>分会</td><td>会长、副会长、常务委员、秘书长、委员等</td></tr>
<tr><td>专业委员会</td><td>主任委员、副主任委员、常务委员、委员等</td></tr>
<tr><td>专业学组</td><td>组长、副组长、委员等</td></tr>
<tr><td>青年委员会</td><td>主任委员、副主任委员、委员等</td></tr>
</table>

三、学术任职推荐

（一）推荐原则

1. 优中选优、德才兼备、以德为先原则。
2. 公平、公开、公正原则，尊重劳动、尊重知识、尊重人才。
3. 民主协商推荐原则。

（二）推荐要求(包括专业、学术、年龄、兼职、会员等方面)

1. 专业要求：从事或分管某个专业领域，或从事与该社会团体相关的专业工作。

2. 学术要求：一般要求在本地区/本单位/本专业领域具有一定或较高学术水平，不同学术团体对学术任职职称、学历要求有所不同，如要求中级职称及以上或高级职称，要求取得硕士或博士研究生学历；对担任不同层次的学术职务要求又有所不同，如要求担任主任委员或组长须具备正高技术职称等。

3. 年龄要求：一般不超过退休年龄，部分社会团体可放宽到退休后，但一般要求身体健康。

4. 兼职要求：此处特别强调领导干部兼职，要严格按照《中共中央组织部关于规范退(离)休领导干部在社会团体兼职问题的通知》(中组发〔2014〕11号)、中共四川省委组织部办公室印发《关于领导干部兼职管理有关问题的答复意见的通知》（川组办〔2016〕25号）及属地的相关兼职规定等，按干部管理权限，向相关部门进行报批；部分社会团体对同一人在该团体的兼职个数有限制，一般不超过两个。

5. 会员要求：社会团体任职一般由该社会团体的会员或会员单位推荐产生，以此体现会员的权利。会员类型一般有个人会员、高级会员、名誉会员及团体会员等。

四、推荐流程

一般是由社会团体邀请下一级团体或相关单位进行推荐，流程如图9-4所示。可参考医学会学术职务推荐流程，但不同社会团体在推荐流程上或许有一定差异。

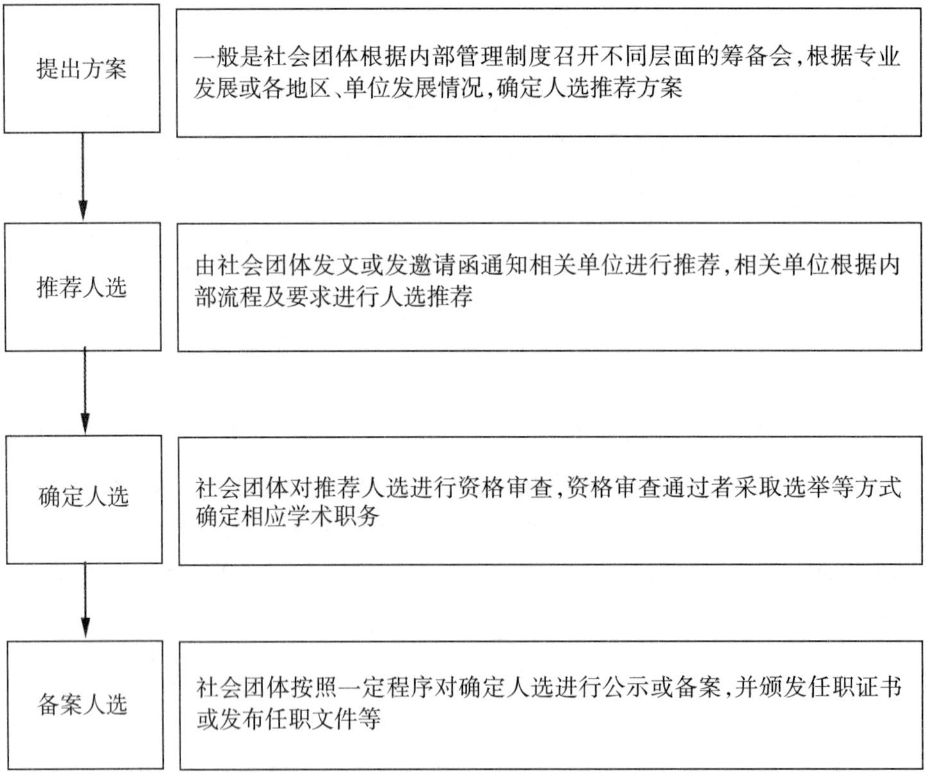

图9-4　推荐流程

五、学术职务管理

制定本单位学术职务管理办法，对于不同层次、不同类别的学术团体任职实行分类管理。

（一）推荐管理

一般采取自下而上的推荐流程，由科室进行民主推荐报经办部门初审，再提交上级部门决策层决定。因社会团体数量日益增多，学术职务供量也不断扩大，单位可以对主流社会团体和非主流社会团体、重要任职和一般任职实施分类推荐，主流社会团体任职或重要任职的推荐可由单位办公会决定，非主流社会团体或一般任职可由科室决定，报经办部门备案。

（二）核实确认

要求任职者提供任职文件或任职证书，或者向有关学术团体进行核实，或在社会团体官方平台查询确认，确定任职情况。

（三）登记建库

在确定任职的基础上建立学术职务专家库，掌握本单位各类学术任职情况，可予以适当公布，同时也可以为领导推荐学术职务人员提供参考依据。

（四）综合运用

学术职务可作为单位年度考核、科研能力评价、评先评优的条件之一，也可以为人力资源部门提供专家评级、职称评定等方面的依据。

六、常见的问题及注意事项

（一）严格按照本单位管理办法或流程进行推荐，做到公平、公正、公开，推选出能够代表本单位学术水平，热心学术活动、公益活动且能促进本单位学科发展的人选。

（二）单位负责管理学术职务推荐的部门，应注意不同社会团体对人员的条件要求有所不同，特别是职称、年龄、任职届数、兼职数量等刚性条件限制，以免因推荐人选不符合条件被退回，影响工作进程，甚至被取消推荐名额。

（三）如遇到社会团体指名推荐人选不符合单位学科建设和发展实际，可结合本单位的学术发展、人事安排等方面需求，按程序与社会团体沟通重新确定符合条件人选。

（四）引进人才或岗位调整需申请增加或调整学术任职的，需单位出具相关申请或情况说明，提交社会团体或分支机构按照议事规则决定。

（五）鼓励本单位人员参选或竞选社会团体更高学术职务，展示本人和单位专业发展情况和学术水平，积极参与学术交流。

第十章　生 物 安 全

一、生物安全的重要性

医疗卫生机构中检验科、病理科、血库、核医学、研究室、生物样本库、医学实验室等从事具有潜在危险性的感染性样本有关的检测、诊断、研究活动，必然要接触病原微生物等一些有害生物因子。因此，医疗卫生人员面临着严峻的职业暴露风险，医疗卫生机构存在着生物安全隐患。为了保障、保护医疗卫生人员和公众健康，做好传染病的预防与控制及医疗卫生机构的感染控制，加强医疗卫生机构的生物安全规范化管理是非常必要的。

为此，医疗卫生机构相关工作人员要熟悉生物安全法律、法规，强化生物安全意识，掌握开展工作必需的生物安全知识和技术。医疗卫生机构要强化生物安全管理能力，提高生物安全管理水平，增强生物安全预防工作，避免病原微生物感染，防范生物安全事故。

二、生物安全的制度

各医疗卫生机构要结合本机构的实际，制定“医疗卫生机构实验室生物安全制度”，主要应包含以下几个方面内容。

（一）实验室人员准入制度

（二）感染性材料管理制度

（三）仪器设备管理制度

（四）员工健康管理制度

（五）生物安全工作自查制度

（六）实验室资料档案管理制度

（七）生物安全管理及实验人员的培训和考核制度

（八）意外事件处理与报告制度

（九）实验室安全保卫制度

（十）生物安全防护制度

（十一）生物风险评估和风险控制程序

三、生物安全相关工作

（一）实验室生物安全检查

各医疗卫生机构的实验室要定期进行实验室安全自查，管理部门要进行督查。

（二）实验室生物安全应急演练

各医疗卫生机构要建立“实验室生物安全应急预案”，并根据应急预案进行实验室生物安全应急演练。

四、医疗卫生机构生物安全的常见问题及解决方法

问题1 实验室不具备从事某种高致病性病原微生物或者疑似高致病性病原微生物实验活动的资质，或从事某种高致病性病原微生物或者疑似高致病性病原微生物实验活动不上报审批，均不符合实验室生物安全的相关要求。

解决方法：实验室资质要进行认证，从事高致病性病原微生物实验活动要上报。依照实验室生物安全国家标准的规定，将实验室分为一级、二级、三级、四级，三级、四级实验室应当通过实验室国家认可。实验室从事的实验活动要与其生物安全防护级别相适应。需要从事某种高致病性病原微生物或者疑似高致病性病原微生物实验活动的，应当依照国务院卫生主管部门或者兽医主管部门的规定报省级以上人民政府卫生主管部门或者兽医主管部门批准，相关实验活动结果以及工作情况应当向原批准部门报告。

问题2 医疗卫生机构生物安全管理体系和生物安全管理制度不完善。医疗卫生机构无专门管理生物安全的相关机构，如生物安全委员会，无明确的生物安全职责分工。缺乏实验室生物安全管理措施，无法实现监督的目的。医疗卫生机构没有实验室生物安全文件或生物安全文件不够全面，不够完善。

解决方法：建立生物安全管理体系、健全生物安全管理制度。医疗卫生机构要结合相关法律、法规和生物安全管理要求中的内容，以及机构本身的情况，制定出科学有效的生物安全管理体系和生物安全管理规章制度。同时，实行生物安全管理责任制，明确各部门及实验室人员职责，落实实验室生物安全

管理责任制，做到权责统一。

问题3 实验室设计、建造和布局不合理。实验室选址、设计和建造不符合“实验室生物安全通用要求”的相关规定。实验室未将办公区和试验区，污染区和清洁区分开，实验室没有设置独立的排风及排污系统等。

解决方法：科学合理设计、规划实验室布局。结合机构的实际情况，对实验室进行科学合理的规划，如在实验室的内部，对清洁区、半污染区以及污染区进行明确的隔离，同时在不同区域之间要进行物理隔断，并且要写上标签进行明确的规定。

问题4 实验室人员缺少生物安全意识、实验操作不规范，容易造成实验室的生物安全事故。

解决方法：加强实验室人员生物安全培训。实验室应根据工作需要，对实验室所有人员进行生物安全培训，包括生物安全知识及政策法规、管理规范、安全责任意识和规范操作技能培训，加强其安全意识。除了全员培训外，实验室研究生、实习生、临时工、新任实验室的负责人、新调入的实验室技术人员、新指定的质量管理人员、安全保卫人员、健康监护人员、新上岗的实验室辅助人员、进入实验室并参加实验活动的外单位人员，必须重点进行培训。并且在培训后进行生物安全知识及操作技能考核，考试合格后方能上岗。

问题5 实验室安全防护设施、设备不完备。生物安全防护设施设备配备不完善，如没有超净工作台、生物安全柜、门禁系统装置、洗眼器等。

解决方法：完备的实验室生物安全防护设施、设备是关系到实验室人员生命健康的头等大事，实验室必须严格执行“病原微生物实验室生物安全管理条例”等相关规定，配置相关设备设施，确保病原微生物实验室生物安全防护水平。同时，要加强定期检查和维护，确保安全防护设施、设备正常有效运行。

问题6 医疗卫生机构对医疗废物的处理不规范，或者对医务人员的培训及监管不到位，导致因医疗废物造成传染病传播和环境污染等生物安全事故。

解决方法：医疗卫生机构和医疗废物集中处置单位、实验室应根据国家规定的要求建立实验器材和废弃物无害化处置工作程序。应根据我国制定的“医疗废物管理条例”，制定相应的规章制度和应急方案，及时检查、督促、落实废弃物的管理工作。同时，对本单位从事医疗废物收集、运送、贮存、处置等工作的人员和管理人员，进行医疗废物的归类知识，安全防护以及紧急处理等知识培训，配备必要的防护用品，定期进行健康检查，必要时对有关人员进行免疫接种，防止其受到健康损害。

问题7 医疗卫生机构对生物安全事故的应急能力不足。医疗卫生机构没有制定生物安全事故的预防措施和应急预案，没有进行过生物安全事故演练，造成一旦发生生物安全事故，应急能力不够。

解决方法：医疗卫生机构要制定生物安全事故的预防措施和应急预案，加强各种应急预案的制定和学习以及演练，如明确指出实验中可能会发生的意外事件：被锐器划伤，化学物品的泄露以及失火等。在应对突发事件的措施中，要求重点掌握行之有效的处理方式方法，如对灭火器材的正确使用。

问题8 实验室生物安全监督检查不到位。

解决方法：开展实验室生物安全监督检查和抽检活动是有效地促进实验室生物安全管理工作的重要手段之一。医疗卫生机构应加大自查力度，定期对实验室生物安全法规执行情况进行监督考核，尤其对风险级别较高的，接触高危病原微生物标本概率较大的实验岗位，应予以高度重视。对实验室设施、设备、材料等要定期进行维护和更新，以确保符合国家标准。医疗卫生机构认真查找安全管理漏洞，逐项排除安全隐患，确保实验室生物安全。

问题9 实验室缺少生物安全的风险评估和风险控制程序。

解决方法：评估实验室生物安全风险因素可早期发现和处理隐患。实验室应建立并维持风险评估和风险控制程序，以持续进行生物安全的危险识别、风险评估和实施必要的控制措施。

第十一章 科研伦理

医学科研旨在获得普适性的医学知识、临床诊疗手段，更好地满足公众的健康需求，尤其侧重于解决目前存在的医疗和公众健康问题，其对受试者的保护理应受到重点关注。这就涉及医学科研的伦理学论证问题。所谓科研伦理即是指研究人员与受试者在医学科研过程中需要遵守的伦理规范和行为准则。只有当受试者得到充分尊重和保护，医学科研才有利于医学和科学健康发展。开展生物医学研究，无论是涉及人的生物医学研究，还是动物实验研究，均应当通过伦理论证。

为了对医学科研进行伦理学论证，内设于各医疗卫生机构的伦理委员会便应运而生了。伦理委员会作为医疗卫生机构伦理审查的主体，承担着保护研究受试者的权利和福祉的重要责任。伦理委员会对所有以人作为受试者的临床医学和健康研究项目进行事先审查、提出修改要求、决定是否批准，对进行中项目的跟踪复审，对研究在科学、伦理和规范方面是否符合国际和国内相关规范和指南发挥监督作用。

第一节 伦理委员会

伦理委员会以对满足科学价值和社会价值的研究项目中受试者的保护为己任，通过对科学研究项目的科学性、伦理合理性进行审查，确保受试者的尊严、安全和权益得到保护，促进生物医学研究达到科学和伦理的高标准，增强公众对科学研究的信任和支持。责任是开展伦理审查相关工作。伦理委员会依照相关规定在国家和省级卫生行政管理部门、食品药品监督管理部门备案，接受卫生行政管理部门、药监行政管理部门的指导和监督。

一、伦理委员遴选条件

伦理审查委员会由至少7名委员组成，应包括医学专家和非医学背景人员。医学专家是指临床医学、药学、护理学等专业人员；非医学背景人员是指社会科学工作者、律师、统计专家以及普通公众，他们在进行审查、提出建议和做出决定时拥有独立性。委员的不同专业背景组成应与所评审的科学研究项目的专科方向匹配，且性别比例应协调。

委员应具有个人能力、兴趣、伦理和科学知识以及专业素养，并愿意承担义务，能自愿为伦理审查委员会的工作投入必要的时间和精力。愿意公开其姓名、专业及单位。

委员职责：①参加伦理审查委员会会议；②对提交审查的研究项目进行充分审查、讨论和评价；③对会议上通报的项目及其决定进行审核；④必要时负责主持伦理审查委员会会议；⑤对伦理审查委员会机密信息进行保密；⑥遵守有关利益冲突的规定；⑦参加生物医学研究伦理学和生物医学研究的继续教育活动。

二、工作制度

为保护临床研究受试者的权益和安全，规范伦理委员会的组织和运行，根据《赫尔辛基宣言》、世界卫生组织与国际医学科学组织理事会制定的《涉及人的生物医学研究国际伦理准则》、国家药监局《药物临床试验质量管理规范》、国家卫生健康委员会、原国家卫生部《涉及人的生物医学研究伦理审查办法》（2016），制定工作制度。

（一）组织

伦理委员会应根据伦理审查工作的需要不断完善组织管理和制度建设，保护受试者的安全和权益，对涉及人的生物医学研究项目的科学性、伦理性、合理性进行独立、公正、公平、及时的审查。医学伦理审查范围包括药物临床试验、医疗器械临床试验、涉及人的医学科研项目和相关技术应用。动物伦理和干细胞相关研究伦理应建立专门的伦理委员会进行相应的伦理审查。伦理委员会办公室负责伦理委员会日常行政事务的管理工作。

伦理委员会的运行必须独立于申办者、研究者，并避免任何不适当影响。伦理委员会有权批准或不批准一项科学研究，对批准的科学研究进行跟踪审查，终止或暂停已经批准的科学研究。

单位应为伦理委员会提供必需的办公条件，设置独立的办公室，有可利用的档案室和会议室，以满足其职能的需求。单位任命伦理委员会秘书负责办公室日常工作，对委员、独立顾问、秘书进行充分的培训成委托培训或委托培训，使其能够胜任工作。

伦理委员会的行政经费列入相关隶属单位财政预算。经费使用按照单位财务管理规定执行，可根据伦理委员会委员的工作量给予适当的补贴。

（二）组建与换届

1. 委员组成。伦理委员会的委员包括医药专业人员、非医药专业人员、法律专家、与医院不存在行政隶属关系的外单位的人员，并有不同性别的委员。

2. 委员的产生。单位相关部门从不同专业领域的专家和相关群众代表中推举伦理委员会委员候选人并征询本人意见，形成委员候选人名单。主任委员、副主任委员、委员由委员候选人投票选举产生，秘书和工作人员由相关单位指派。当选委员以相关单位正式文件的方式公布。

3. 主任委员负责主持伦理委员会工作，主持审查会议，审签会议记录与审查决定文件。

4. 伦理委员会委员应参加生物医学研究伦理、药物临床试验管理（GCP）、伦理审查及临床研究方法学等方面的培训和继续教育；应提交本人简历、资质证明文件，GCP与伦理审查培训证书；同意并签署利益冲突声明，保密承诺，并同意公开自己的姓名、职业和隶属机构。

5. 任期。伦理委员会每届任期5年，根据需要，经批准可以提前换届和/或连任。

6. 委员的免职与增补。以下情况可以免去委员资格：本人书面申请辞去委员职务；因各种原因长期无法参加伦理审查会议；因健康或工作调离等原因，不能继续履行委员职责；因道德行为规范与委员职责相违背（如与审查项目存在利益冲突而不主动声明），不适宜继续担任委员职务。因委员辞职或免职，可以由相关部门推举资质经历相当的人员进行增补。免职和增补决定由单位负责人办公会讨论决定并以正式文件的方式公布。

7. 独立顾问的聘任。如果委员的专业知识不能胜任研究项目的审查，或研究项目的受试者与委员的社会与文化背景明显不同时，可以聘请独立顾问。独立顾问应提交本人简历、资质证明文件，签署保密承诺与利益冲突声明。独立顾问应邀对科研项目的某方面问题提供咨询意见，但不具有表决权。

8. 伦理委员会下设伦理委员会办公室，办公室设秘书，负责办公室日常工作，秘书以正式文件的方式任命。

（三）委员的权利与义务

1. 委员享有下列权利

（1）接受伦理审查业务培训和继续教育。

（2）参加伦理审查会议并事先取得被审查研究项目的全部申请材料。

（3）要求伦理审查申请人补充材料和/或接受当面提问。

（4）对被审查研究项目做出同意、不同意、作必要修正后重审、作必要修正后同意、终止或暂停已经批准的研究等意见。

（5）有权提出辞去自己的委员职务。

2. 委员应当履行下列义务

（1）遵守国家法律和伦理委员会的规章制度。

（2）按照伦理委员会通知参加伦理审查会议。

（3）填写审查相关表格，会上积极讨论、独立发表意见。

（4）对申请者及研究信息保密，对受试者隐私保密。

（5）若有利益冲突，应当主动向主任委员提出回避申请。

（6）在相关文件上签名。

（7）参加审查工作培训和继续教育。

（8）参与伦理委员会制度建设工作。

（四）运行

1. 审查的申请与受理

伦理委员会应为伦理审查申请人提供伦理审查事项的咨询、提供伦理审查申请表格；伦理委员会应就受理伦理审查申请的相关事宜做出明确规定和要求，应明确提交伦理审查必需的文件目录和审查所需的文件份数；应明确受理审查申请的基本要求、形式、标准、时限和程序等。伦理委员会在收到伦理审查申请后，对提交的审查文件资料不齐全或不符合规定要求的，应当一次性告知伦理审查申请人需要补正的内容。伦理委员会受理伦理审查申请后应告知申请人召开伦理审查会议的预期时间。

2. 审查方式

伦理委员会的审查方式有会议审查，紧急会议审查和快速审查三种方式。

实行主审制，每个审查项目应安排主审委员，填写审查工作表。会议审查是伦理委员会主要的审查工作方式，委员应在会前预审送审项目。在研究过程中，如出现重大或严重问题、危及受试者安全时，应召开紧急会议审查。快速审查是会议审查的补充形式，目的是为了提高工作效率，适用不大于最小风险的研究项目；研究方案的较小修正，不影响研究的风险受益比；尚未纳入受试者的研究项目的年度/定期跟踪审查；预期严重不良事件审查；动物实验。

3. 会议审查频率

伦理委员会会议审查一般每1～2个月举行一次，必要时召开紧急会议审查。伦理办公室秘书至少提前10个工作日安排会议日程。

4. 法定人数

到会委员人数应达到伦理委员会组成人员人数的2/3及以上，并不少于7人；到会委员应包括医药专业、非医药专业、法律专家、独立于单位之外的委员，并有不同性别的委员。

5. 审查决定

伦理委员会应对伦理审查质量进行管理和控制，伦理审查会议须按规定的程序和议程进行，委员需对审查文件和审查要点进行充分讨论，保证每位委员对讨论的问题能充分发表各自的不同意见。申请人、独立顾问以及与研究项目存在利益冲突的委员离场，投票委员符合法定人数，以投票的方式做出决定，没有参与会议讨论的委员不能投票。每位委员应自主做出审查意见，不受主任委员及其他委员、上级行政部门和申办者等各方的影响。以超过伦理委员会全体委员的半数票的意见作为审查决定。

6. 审查决定的传达

伦理审查会议后及时（一般7个工作日内）传达审查决定或意见。伦理审查决定文件应经伦理委员会主任委员审核签发。对通过审查的，伦理委员会可根据研究的特点在伦理审查决定文件中告知申请人伦理委员会实施跟踪审查的要求；对需要修改文件后同意或重审的，伦理委员会应在伦理审查决定文件中提出合理的和可行的修改建议，并告知再次提交申请的要求和流程；对未通过审查的，伦理委员会在伦理审查决定文件中充分说明理由。

7. 利益冲突管理

制定并遵循利益冲突政策，与研究项目存在利益冲突的委员/独立顾问应主动声明并退出该项目审查的讨论和决定程序。

8. 保密

伦理委员会委员/独立顾问对送审项目的文件负有保密责任和义务，审查完成后，及时交回所有送审文件与审查材料，不得私自复制与外传。

9. 协作

单位所有与受试者保护相关的部门应配合伦理委员会工作，明确各自在伦理审查和研究监管中的职责，协助申请人进行伦理审查的提交，保证所有涉及人的研究项目受试者的健康和权益得到保护；建立与受试者有效的沟通渠道，对受试者所关心的问题做出回应。建立与其他伦理委员会有效的沟通交流机制，协作完成多中心临床研究的伦理审查。

10. 监督管理

伦理委员会应加强组织管理和制度建设，并通过自身评价和外部评估不断进行完善，保证对自身的运行实施有效的监督；伦理委员会应按照制定的各项标准工作程序、工作制度或要求及时对照检查自身的工作情况，及时发现和纠正存在的问题；接受卫生行政部门、药品监督管理部门的监督管理；接受独立的、外部的质量评估或认证。

第二节　伦理审查

一、涉及人的伦理审查

（一）审查要点

1. 研究者的资格、经验、技术能力等是否符合试验要求。

2. 研究方案是否科学，并符合伦理原则的要求。中医药项目研究方案的审查，还应当考虑其传统实践经验。

3. 受试者可能遭受的风险程度与研究预期的受益相比是否在合理范围之内。

4. 知情同意书提供的有关信息是否完整易懂，获得知情同意的过程是否合规恰当。

5. 是否有对受试者个人信息及相关资料的保密措施。

6. 受试者的纳入和排除标准是否恰当、公平。

7. 是否向受试者明确告知其应当享有的权益，包括在研究过程中可以随时无理由退出且不受歧视的权利等。

8. 受试者参加研究的合理支出是否得到了合理补偿，受试者参加研究受到损害时，给予的治疗和赔偿是否合理、合法。

9. 是否有具备资格或经培训后的研究者负责获取知情同意，并随时接受有关安全问题的咨询。

10. 对受试者在研究中可能承受的风险是否有预防和应对措施。

11. 研究是否涉及利益冲突。

12. 研究是否存在社会舆论风险。

13. 需要审查的其他重点内容。

（二）审查的申请

伦理委员会通过发布“伦理审查申请指南”和开展伦理培训，指导伦理审查申请人提交伦理审查申请，并提供伦理审查事项的咨询。“伦理审查申请指南”就受理伦理审查申请的相关事宜做出明确规定和要求，告知提交伦理审查必需的文件目录和审查所需的文件份数；明确受理审查申请的基本要求、形式、标准、时限和程序等。伦理审查申请需填写的《初始审查申请表》《复审申请》《修正案审查申请》详见附件1《涉及人的科研项目伦理审查申请模板》。

（三）审查的受理

伦理委员会在收到伦理审查申请后，对提交的审查文件资料不齐全或不符合规定要求的，一次性告知伦理审查申请人需要补充/修正的内容。伦理委员会受理伦理审查申请后告知申请人其伦理审查方式和伦理审查预期时间。

（四）确定审查方式

伦理审查类别包括初始审查、跟踪审查和复审。按照伦理审查标准操作规程（SOP）决定伦理审查方式并分配主审委员。伦理委员会的审查方式有会议审查，紧急会议审查，快速审查。实行主审制，每个审查项目应安排主审委员，填写审查工作表。

（五）审查程序

1. 会议审查

会议审查是伦理委员会主要的审查工作方式，主审委员应在会前预审送审项目。

伦理审查会议须按规定的程序和议程进行。伦理审查会议议程为：秘书报告到会人数；主任委员主持会议，提出利益冲突声明，与研究项目存在利益冲突的委员/独立顾问主动声明；秘书报告快速审查项目情况和上次会议记录；对本次会议待审查项目依次进行会议审查。会议审查程序为：项目研究者报告项目主要情况（重点报告伦理审查内容）；委员提问，研究者回答；委员需对审查文件和审查要点进行充分讨论，保证每位委员对讨论的问题能充分发表各自的不同意见。研究者和与研究项目存在利益冲突的委员/独立顾问回避，委员讨论并投票；伦理委员会办公室工作人员统计投票结果。

2. 快速审查

快速审查是会议审查的补充形式，目的是为了提高工作效率。

快速审查程序为：秘书为待审项目分配主审委员，经主任委员审核后，将项目审查材料送审主审委员；待主审委员审查完毕后，秘书汇总审查意见。

（六）审查决定

1. 会议审查

申请人、独立顾问以及与研究项目存在利益冲突的委员离场，投票委员符合法定人数，以投票的方式做出决定，没有参与会议讨论的委员不能投票。每位委员应自主做出审查意见，不受主任委员及其他委员、上级行政部门和申办者等各方的影响。以超过伦理委员会全体委员的半数票的意见作为审查决定。

2. 快速审查

主审若为1位，则该主审审查意见即为最终审查意见。

主审若为2位及以上，秘书汇总主审委员的审查意见。

（1）审查意见一致，均为“通过”。伦理委员会主任审核，签发“同意”的决定文件。该快速审查项目安排在下次审查会议上报告。

（2）审查意见一致，均为“作必要的修正后同意”。汇总修正意见，出具“作必要的修正后同意”的决定文件。研究者按修正意见修改后，再次提交伦理委员会办公室，经再次快速审查合格后，伦理委员会主任审核、签发伦理审查批件。该快速审查项目安排在下次审查会议上报告。

（3）审查意见不一致，1个“同意”，1个“作必要的修正后同意”。按其中“作必要的修正后同意”的意见出具“作必要的修正后同意”的决定文件。研究者按修正意见修改后，再次提交伦理委员会办公室，经再次快速审查合格后，伦理委员会主任审核、签发伦理审查批件。该快速审查项目安排在下次审查会议上报告。

（4）审查意见有：“作必要的修正后重审”，“不同意”，“终止或暂停已批准的研究”，“提交会议审查”。该快速审查项目的审查方式转为会议审查。

（七）审查决定的传达

伦理审查会议后及时传达审查决定或意见。伦理审查决定文件应由伦理委员会主任委员审核签发。对通过审查的，伦理委员会可根据研究的特点在伦理审查决定文件中告知申请人伦理委员会实施跟踪审查的要求；对需要修改文件后同意或重审的，伦理委员会应在伦理审查决定文件中提出合理的和可行的修改建议，并告知再次提交申请的要求和流程；对未通过审查的，伦理委员会在伦理审查决定文件中充分说明理由。

（八）利益冲突管理与保密

制定并遵循利益冲突政策，与研究项目存在利益冲突的委员/独立顾问应主动声明并退出该项目审查的讨论和决定程序。

伦理委员会委员/独立顾问对送审项目的文件负有保密责任和义务，审查完成后，及时交回所有送审文件与审查材料，不得私自复制与外传。

详细的伦理审查流程，如图11-1所示。

二、动物实验伦理审查

（一）实验动物伦理委员会

单位成立实验动物伦理委员会。该委员会负责单位的动物保护、动物实验的伦理学审查与监管等工作，制定相关规章制度——“标准操作规程（SOP）”和“动物实验伦理审查申请指南”，实现组织机构健全、制度完善。

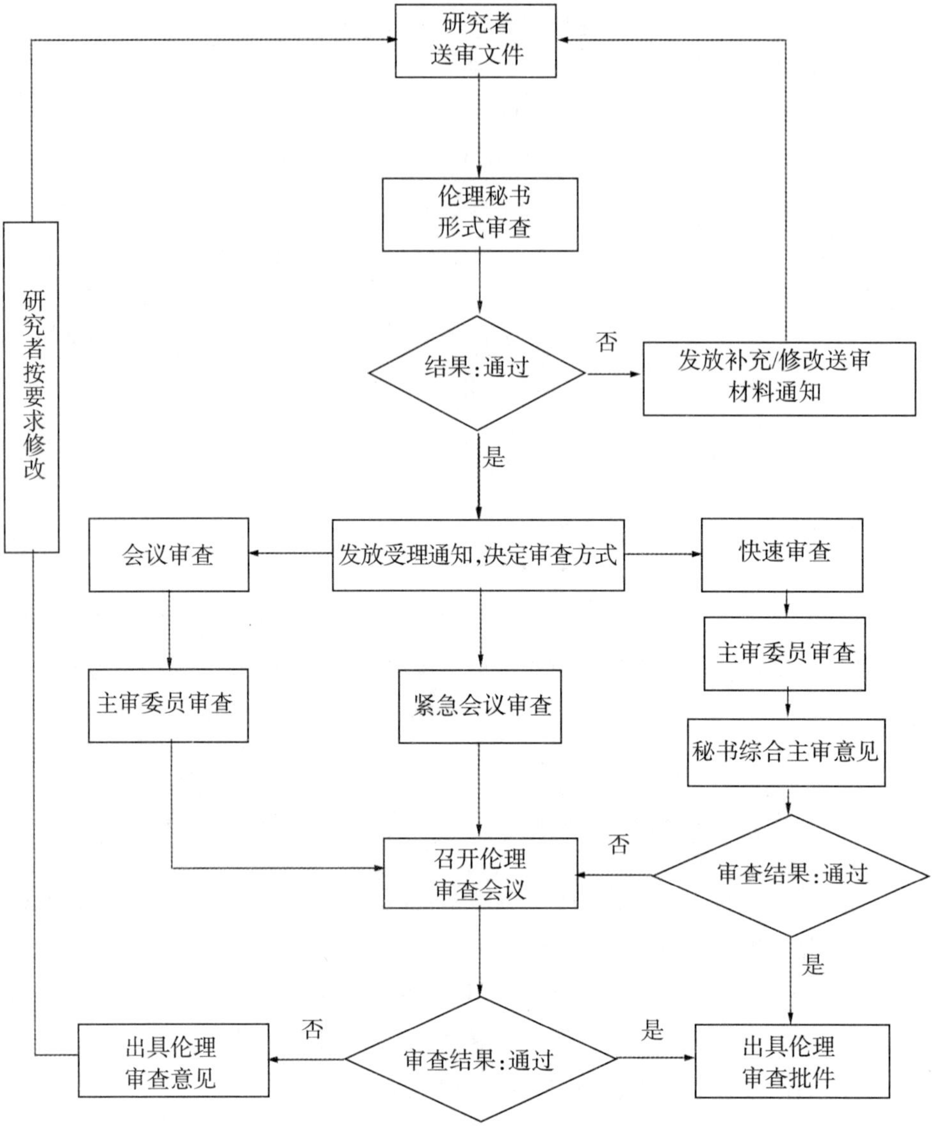
研究者
送审文件
伦理秘书
形式审查
结果:通过
否
发放补充/修改送审
材料通知
是
研究者按要求修改
会议审查
发放受理通知,决定审查方式
快速审查
主审委员审查
紧急会议审查
主审委员审查
秘书综合主审意见
召开伦理
审查会议
否
审查结果:通过
是
出具伦理
审查意见
否
审查结果:通过
是
出具伦理
审查批件

图11-1　伦理审查流程

（二）伦理审查流程

动物实验伦理审查流程与涉及人的伦理审查流程基本一致，根据“动物实验伦理审查申请指南”所列清单提交伦理审查材料。根据“动物实验伦理审查标准操作规程”中会议审查、快速审查适用类型分配审查方式。动物实验伦理审查申请模板，见附件2。

（三）审查要点

在动物实验伦理审查中，主要依靠研究者、审查者的专业知识和所参照的法律依据、惯例、规则等来判断研究是否有违伦理准则，审查的内容主要包括研究者资质、动物的选择、实验目的、方法和条件、动物的处死等方面。

1. 研究者资质

主要是针对研究者的从业资格（为进行动物实验研究所取得的资格），该资格反映了主持以及参与动物实验的人员接受动物实验专业训练的情况以及所达到的程度，学历和技术职称则为审查的辅助信息。

2. 实验动物

审查的首要内容是判断该研究是否必须使用实验动物，审查其替代的可能性，如能否以非生命的方法替代动物实验、能否以进化低等的动物替代高等动物进行实验，在确认不能替代时才审查动物来源、品种品系、等级、规格、性别、数量等是否已经为该研究的最佳选择。

3. 实验目的、方法和条件

需要审查的内容包括实验目的的正确性、实验设施的合法性、研究技术路线和方法的科学性、可靠性等，对实验细节的审查具体涉及动物的分组、日常饲养管理、动物实验处理、观察指标的选择、观察终点的确定等。确保该研究有明确的实验目的并且具有深远的科学价值，研究中动物都能得到人道的对待和适宜的照料，在不与研究发生冲突的前提下保证动物的健康和福利。实验方案能否进一步优化、各项保障实验动物福利的措施能否落实到位是审查重点。如果实验结束后动物仍能存活，则还须审查安乐死的必要性和方法。

4. 针对具体的动物实验方案，下列10种情况通常不能通过伦理审查

（1）缺少动物实验项目实施或动物伤害的客观理由和必要性的。

（2）从事直接接触实验动物的生产、运输、研究和使用的人员未经过专业培训或明显违反实验动物福利伦理原则要求的。

（3）实验动物的生产、运输、实验环境达不到相应等级的实验动物环境设施国家标准的；实验动物的饲料、笼具、垫料不合格的。

（4）实验动物保种、繁殖、生产、供应、运输和经营中缺少维护动物福利、规范从业人员道德伦理行为的操作规程，或不按规范的操作规程进行的；虐待实验动物，造成实验动物不应有的应激、疾病和死亡的。

（5）动物实验项目的设计或实施不科学。没有利用已有的数据对实验设计方案和实验指标进行优化，没有科学选用实验动物种类及品系、造模方式或动物模型以提高实验的成功率。没有采用可以充分利用动物的组织器官或用较少的动物获得更多的试验数据的方法；没有体现减少和替代实验动物使用的原则。

（6）动物实验项目的设计或实施中没有体现善待动物、关注动物生命，没有通过改进和完善实验程序，减轻或减少动物的疼痛和痛苦，减少动物不必要的处死和处死的数量。在处死动物方法上，没有选择更有效的减少或缩短动物痛苦的方法。

（7）活体解剖动物或手术时不采取麻醉方法的，对实验动物的生和死处理采取违反道德伦理的、使用一些极端的手段或会引起社会广泛伦理争议的动物实验。

（8）动物实验的方法和目的不符合我国传统的道德伦理标准或国际惯例或属于国家明令禁止的各类动物实验。动物实验目的、结果与当代社会的期望、与科学的道德伦理相违背的。

（9）对人类或任何动物均无实际利益并导致实验动物极端痛苦的各种动物实验。

（10）对有关实验动物新技术的使用缺少道德伦理控制的，违背人类传统生殖伦理，把动物细胞导入人类胚胎或把人类细胞导入动物胚胎中培育杂交动物的各类实验，以及对人类尊严的亵渎、可能引发社会巨大的伦理冲突的其他动物实验。

三、伦理审查常见问题

（一）伦理审查存在个别项目积压时间较长的现象

为了保证伦理审查质量，每次伦理审查会议会对审查项目数进行限制，以达到充分讨论的目的。但是随着科研项目不断增多，伦理审查需求日益增大，就会出现科研项目排队等候会议审查的现象，这与科研人员想要尽快通过伦理审查，开展研究的需求相矛盾。

针对这一问题，伦理委员会可以考虑在遵循国家法律法规、指导原则的前提条件下，扩大快速审查范围，集中精力对风险比较大的项目进行会议审查，增加会议审查初审限项数量、提高审查效率。

（二）申办方或研究者修改资料耗时较长，影响整体审查进程

研究表明，审查批准耗时主要影响因素为申办方或研究者根据审查意见修改相关资料用时过长。在申办方或研究者方面，建议通过加强培训来提升申办方和研究者的伦理意识和伦理相关知识。伦理委员会或相关部门可以着力开展面向研究者的培训，使研究者掌握最新的法律法规和伦理相关知识，帮助其提高修改效率。同时，伦理委员会除了加强与申办方和研究者的沟通交流，注重信息传达方式外，还应在出具审查意见时应尽可能详尽、清晰，一次性提出全部修改意见。

（三）涉及人的科研初始审查较为严格，跟踪审查相对宽松

分析既往伦理审查决定发现，会议审查初审的一次性通过率不高，有较多审查意见。而跟踪审查一次性通过率极高，跟踪审查相对宽松。由于近年来各单位加强了伦理委员会的全面建设，各伦理委员会亦日益规范，初始审查受到了广泛重视，研究表明伦理初始审查质量普遍较高。但由于跟踪审查难度较大，对伦理委员专业素养要求较高，加之伦理委员会常年高负荷工作，对跟踪审查有些无暇顾及，从而导致了部分伦理委员会跟踪审查流于形式的问题出现。

建议跟踪审查采用主审负责制，某项目初审的主审委员将一直负责该项目的各项跟踪审查。另外，加强伦理委员案例讨论和实际操作的跟踪审查培训也是至关重要的。

（四）动物实验伦理审查能力有待提高

目前，许多单位对于动物伦理审查管理还不尽规范，伦理委员对于动物伦理审查的能力仍有待提高。部分单位应考虑建立专门的动物伦理委员会，对委员进行有关动物伦理相关知识的全面培训，从而提高动物伦理审查质量和效率。

附件1　涉及人的科研项目伦理审查申请模板

初始审查申请表

<table>
<tr><td>科研项目名称</td><td colspan="3"></td></tr>
<tr><td>科研项目编号</td><td colspan="3"></td></tr>
<tr><td>方案版本号/版本日期</td><td colspan="3"></td></tr>
<tr><td>知情同意书版本号/版本日期</td><td colspan="3"></td></tr>
<tr><td>该研究方案是否被其他伦理委员会拒绝或否决过?</td><td colspan="3">□是（请提供拒绝或否决的决议文件）□否</td></tr>
<tr><td>该研究方案是否曾被暂停或者终止过?</td><td colspan="3">□是（请说明暂停或终止的原因）□否</td></tr>
<tr><td colspan="4"></td></tr>
<tr><td colspan="4">A 我院主要研究者信息</td></tr>
<tr><td>主要研究者姓名</td><td></td><td>职称</td><td></td></tr>
<tr><td>联系电话</td><td></td><td>电子邮箱</td><td></td></tr>
<tr><td colspan="4"></td></tr>
<tr><td colspan="4">B 申办方及CRO信息</td></tr>
<tr><td>申办方</td><td colspan="3"></td></tr>
<tr><td>CRO</td><td colspan="3"></td></tr>
<tr><td>申办者联系人/电话</td><td colspan="3"></td></tr>
<tr><td>监察员姓名/电话</td><td colspan="3"></td></tr>
<tr><td colspan="4"></td></tr>
<tr><td colspan="4">C 研究方案信息</td></tr>
<tr><td>试验药物/器械名称</td><td colspan="3"></td></tr>
</table>

续表

<table>
<tr><td>研究类别</td><td colspan="3">药物临床试验
试验期别:□Ⅱ期　□Ⅲ期　□Ⅳ期　□其他:__________

医疗器械临床试验
器械分类:□Ⅰ类　□Ⅱ类　□Ⅲ类
器械类别:□植入类器械　□非植入类器械　□体外诊断试剂
试验类别:□临床试用　□临床验证

□其他临床科研
□干预性研究
□观察性研究(前瞻性研究 回顾性研究)

□医疗新技术</td></tr>
<tr><td>研究类型</td><td colspan="3">□国际多中心　□国内多中心　□单中心</td></tr>
<tr><td>参加情况</td><td colspan="3">□牵头　□参加</td></tr>
<tr><td>研究计划起止时间</td><td colspan="3">______年____月 ~ ______年____月</td></tr>
<tr><td>组长单位</td><td colspan="3"></td></tr>
<tr><td>研究设计总例数</td><td></td><td>本中心拟入组例数</td><td></td></tr>
<tr><td>研究设计</td><td colspan="3">□观察性研究
□前瞻性研究　□回顾性研究

□干预性研究
□随机非随机
□安慰剂对照组　□治疗对照组　□单组研究
□单盲　□双盲　□开放</td></tr>
<tr><td>是否涉及临床试验生物标本</td><td colspan="3">□否　□是(□采集生物标本　□利用以往的生物标本)</td></tr>
<tr><td>生物样本类型</td><td colspan="3">□组织样本　□血液样本　□遗传物质样本　□不涉及</td></tr>
<tr><td>生物样本出境</td><td colspan="3">□否　□是　□不涉及</td></tr>
<tr><td>研究中操作属于</td><td colspan="3">□创伤性　□非创伤性</td></tr>
</table>

续表

<table>
<tr><td>研究对象（受试者）</td><td>□健康者 □患者</td></tr>
<tr><td>受试者年龄范围</td><td>岁～ 岁</td></tr>
<tr><td>弱势群体</td><td>□无 □未成年人 □孕妇 □精神病患者 □病入膏肓者
□文盲 □军人 □囚犯 □穷人/无医保者 □认知障碍者
□PI或研究人员的学生 □PI或合作研究者的下属
□研究单位或申办者的员工</td></tr>
<tr><td>要求排除对象</td><td>□无 □男性 □女性 □未成年人 □其他____________</td></tr>
<tr><td>要求研究中心具备的特殊条件</td><td>□无手术 □重症监护 □儿童重症监护 □静脉输液 □妇科
□隔离区 □器官移植 □基因治疗 □管制药品（麻醉药/精神药）
□其他</td></tr>
<tr><td colspan="2"></td></tr>
<tr><td colspan="2">D 声明</td></tr>
<tr><td colspan="2">申办者/CRO声明
我保证以上信息真实准确，并将负责该科研项目的质量保证，承诺将按照贵单位科研管理要求及GCP要求承担相应的职责。
申办者/CRO代表（签名）： 日期：</td></tr>
<tr><td colspan="2">主要研究者声明
我保证以上信息真实准确，并遵循贵单位科研管理、GCP、方案以及伦理委员会的要求，开展本项科研项目，全面负责该项目质量控制，保证该项目数据真实可靠。本人承诺本研究团队人员与该项目无利益冲突。
主要研究者签名： 日期：</td></tr>
<tr><td>科室负责人意见</td><td></td></tr>
<tr><td>备注</td><td></td></tr>
</table>

填表说明：
1. 根据实际情况填写此表中科研项目相关信息，字迹要清楚、工整，不得涂改；
2. 请在相应选项□处画“×”；
3. 所有项目不能为空项，无相应内容的应填写“无”，不适用的项目填写“NA”或用文字说明；
4. 如有特殊说明，请在备注中详细填写。

复审申请

项目			
项目编号			
项目来源			
审查类别	□初审后复审 □跟踪审查后复审		
方案版本号		方案版本日期	
知情同意书版本号		知情同意书版本日期	
伦理审查决定文件编号		主要研究者	

修正情况

1. 完全按伦理审查意见修改的部分

2. 参考伦理审查意见修改的部分

3. 没有修改的部分，并对伦理审查意见的说明

申请人签名		日期	

修正案审查申请

项目			
项目编号			
项目来源			
方案版本号		方案版本日期	
知情同意书版本号		知情同意书版本日期	
伦理审查批件号		主要研究者	

一、一般信息

1. 提出修正者：□项目资助者 □研究中心 □主要研究者

2. 修正类别：□研究设计 □研究步骤 □受试者例数 □纳入排除标准 □干预措施 □知情同意书 □招募材料 □其他：________

3. 为了避免对受试者造成紧急伤害，在提交伦理委员会审查批准前对方案进行了修改并实施：□不适用 □是 □否

二、修正的具体内容与原因

三、修正案对研究的影响

1. 修正案是否增加研究的预期风险：□是□否

2. 修正案是否降低受试者预期受益：□是□否

3. 修正案是否涉及弱势群体：□是□否

4. 如果研究已经开始，修正案是否对已经纳入的受试者造成影响：□不适用□是□否

5. 在研受试者是否需要重新获取知情同意：□是□否

申请人签名		日期	

附件2　动物实验伦理审查申请模板

伦理审查申请表

<table>
<tr><td colspan="2">动物实验名称</td><td colspan="4"></td></tr>
<tr><td colspan="2">动物实验项目编号</td><td colspan="4"></td></tr>
<tr><td colspan="2">方案版本号/版本日期</td><td colspan="4"></td></tr>
<tr><td colspan="2">该研究方案是否被其他伦理委员会拒绝或否决过?</td><td colspan="4">是(请提供拒绝或否决的决议文件)否</td></tr>
<tr><td colspan="2">该研究方案是否曾被暂停或者终止过?</td><td colspan="4">是(请说明暂停或终止的原因)　否</td></tr>
<tr><td colspan="6"></td></tr>
<tr><td colspan="6">A 我院主要研究者信息</td></tr>
<tr><td>主要研究者姓名</td><td colspan="2"></td><td>职称</td><td colspan="2"></td></tr>
<tr><td>联系电话</td><td colspan="2"></td><td>电子邮箱</td><td colspan="2"></td></tr>
<tr><td>主要研究者资质</td><td colspan="5"></td></tr>
<tr><td colspan="6"></td></tr>
<tr><td colspan="6">B 研究方案信息</td></tr>
<tr><td>实验动物类别</td><td colspan="5"></td></tr>
<tr><td>实验动物来源</td><td colspan="2"></td><td colspan="2">实验动物品种品系</td><td></td></tr>
<tr><td>实验动物等级</td><td colspan="2"></td><td colspan="2">实验动物规格</td><td></td></tr>
<tr><td>实验动物性别</td><td colspan="2"></td><td colspan="2">实验动物数量</td><td></td></tr>
<tr><td colspan="6"></td></tr>
<tr><td colspan="6">C 声明</td></tr>
<tr><td colspan="6">主要研究者声明
我保证以上信息真实准确,并遵循方案以及动物实验伦理委员会的要求,开展本项动物实验,全面负责该实验质量控制,保证实验数据真实可靠。本人承诺本研究团队人员与该项目无利益冲突。
主要研究者签名:　　　　　　　　日期:</td></tr>
<tr><td colspan="2">科室负责人意见</td><td colspan="4"></td></tr>
</table>

修正案审查申请

项目			
项目编号			
项目来源			
方案版本号		方案版本日期	
知情同意书版本号		知情同意书版本日期	
伦理审查批件号		主要研究者	

一、一般信息

1. 提出修正者。项目资助者是研究中心的主要研究者。

2. 修正类别。研究设计研究步骤受试者例数纳入排除标准干预措施知情同意书招募材料其他：________

3. 为了避免对受试者造成紧急伤害，在提交伦理委员会审查批准前对方案进行了修改并实施。

二、修正的具体内容与原因

根据具体情况填写内容。

三、修正案对研究的影响

1. 修正案是否增加研究的预期风险：是，　　否。

2. 修正案是否降低受试者预期受益：是，　　否。

3. 修正案是否涉及弱势群体：是，　　否。

4. 如果研究已经开始，修正案是否对已经纳入的受试者造成影响：
不适用是，　　否。

5. 在研受试者是否需要重新获取知情同意：是，　　否。

动物实验伦理审查申请表

<table>
<tr><td>申请人签名</td><td></td><td>日期</td><td></td></tr>
<tr><td>动物实验名称</td><td colspan="3"></td></tr>
<tr><td>动物实验项目编号</td><td colspan="3"></td></tr>
<tr><td>方案版本号/版本日期</td><td colspan="3"></td></tr>
<tr><td>该研究方案是否被其他伦理委员会拒绝或否决过?</td><td colspan="3">是(请提供拒绝或否决的决议文件)否</td></tr>
<tr><td>该研究方案是否曾被暂停或者终止过?</td><td colspan="3">是(请说明暂停或终止的原因) 否</td></tr>
<tr><td colspan="4">A 我院主要研究者信息</td></tr>
<tr><td>主要研究者姓名</td><td></td><td>职称</td><td></td></tr>
<tr><td>联系电话</td><td></td><td>电子邮箱</td><td></td></tr>
<tr><td>主要研究者资质</td><td colspan="3"></td></tr>
<tr><td colspan="4">B 研究方案信息</td></tr>
<tr><td>实验动物类别</td><td colspan="3"></td></tr>
<tr><td>实验动物来源</td><td></td><td>实验动物品种品系</td><td></td></tr>
<tr><td>实验动物等级</td><td></td><td>实验动物规格</td><td></td></tr>
<tr><td>实验动物性别</td><td></td><td>实验动物数量</td><td></td></tr>
<tr><td colspan="4">C 声明</td></tr>
<tr><td colspan="4">主要研究者声明:
我保证以上信息真实准确,并遵循方案以及动物实验伦理委员会的要求,开展本项动物实验,全面负责该实验质量控制,保证实验数据真实可靠。本人承诺本研究团队人员与该项目无利益冲突。

主要研究者签名:　　　　　　日期:</td></tr>
<tr><td>科室负责人意见</td><td colspan="3"></td></tr>
</table>

第十二章　科研诚信

第一节　科研诚信

一、概述

近年来，科研失信行为频发，引发了民众对科学研究诚信状况的广泛关注和担心。同年1月RSC撤回68篇可能出自“论文工厂”的文章，其署名单位均为医院，同年6月，Journal of Cellular Physiology Journal of Cellular Biochemistry及BioscienceReports同时撤回了72篇来自中国的文章，其中32篇出自医院。由此可见，论文轮番被撤，给中国在国际学术界的声誉带来了严重的负面影响。

我国高度重视科学道德和学风建设，自2002年起逐步构建了科研诚信制度体系，2002年教育部发布《关于加强学术道德建设的若干意见》，2009年，我国科研诚信建设联席会议10个成员单位联合发布《关于加强我国科研诚信建设的意见》，要求建立健全科研不端行为调查处理制度，完善防范科研不端行为的监督机制，加强对科研不端行为的惩戒。同年，科技部科研诚信建设办公室组织编写了《科研活动诚信指南》和《科研诚信知识读本》，为科研人员、科研管理人员和教育工作者、学生等规范性地解释了科研活动中的科研诚信行为，是我国官方出版的第一套比较规范的科研诚信基础性教材。2014年国家卫生计生委、国家中医药管理局颁布了《医学科研诚信和相关行为规范》。随着这些文件的出台，科研诚信建设取得了一定的成效，但整体上仍存在短板和薄弱环节，学术不端、浮夸浮躁、急功近利等不良倾向依然存在，特别是随着信息技术发展，学术不端事件的负面影响越来越广泛。2018年以来，国家相关部门连续出台重磅文件，如2018年《关于进一步加强科研诚信建设的若干意见》对优化科技创新环境，推进科研诚信制度建设做了具体部署。2019年《关于进一步弘扬科学家精神 加强作风和学风建设的意见》对加强科研作风、学风建设作出全面部署。同年，科技部等20个部委出台了《科研诚信案件调查处理规则（试行）》，为科研机构提供了一份涵盖科研活动全流程、统一的调查处理规则，使得科学技术活动违规行为、科研诚信案件有了更细化、更具操作性的调查处理指南。2021年国家卫健委等3部门修订了《关于印发医学科研诚信和相关行为规范的通知》对医学科研人员、医疗机构医学科研诚信和相关行为规范做了具体规定。这些文件从教育引导、工作机制、制度规范、监督惩戒、信息化建设等方面建立了全流程的科研诚信管理体系，可作为医疗机构科研诚信相关制度的有力借鉴。

二、科研诚信与科研失信

（一）科研诚信

我国科技部与教育部在2009年界定了科研诚信的定义，指科技人员在科技活动中弘扬以追求真理、实事求是、崇尚创新、开放协作为核心的科学精神，遵守相关法律法规，恪守科学道德准则，遵循科学共同体公认的行为规范。美国是最早开始研究科研诚信的几个国家之一，将科研诚信定义为即使在逆境中仍坚持诚实、信任、公正、尊重和责任这5项根本的价值观。欧洲科学基金会（ESF）和全欧科学院（ALLEA）将科研诚信的行为准则分为以下几条：①诚实交流；②进行可信赖的研究；③客观性；④公正性与独立性；⑤开放性和可获得性；⑥关心爱护的责任；⑦合理列出引用文献及肯定他人的贡献；⑧对未来的科学家与研究人员负责。

（二）科研失信

根据2019年科技部等20个部委关于印发《科研诚信案件调查处理规则（试行）》的通知，将科研失信行为定义为在科学研究及相关活动中发生的违反科学研究行为准则与规范的行为，包括①抄袭、剽窃、侵占他人研究成果或项目申请书；②编造研究过程，伪造、篡改研究数据、图表、结论、检测报告或用户使用报告；③买卖、代写论文或项目申请书，虚构同行评议专家及评议意见；④以故意提供虚假信息等弄虚作假的方式或采取贿赂、利益交换等不正当手段获得科研活动审批，获取科技计划项目（专项、基金等）、科研经费、奖励、荣誉、职务职称等；⑤违反科研伦理规范；⑥违反奖励、专利等研究成果署名及论文发表规范；⑦其他科研失信行为。

（三）常见科研失信行为

1. 论文

（1）引用不当。

（2）第三方代写、代投、代改论文。

（3）提供虚假同行评审人信息。

（4）违反论文署名规范，未经许可伪造作者邮箱与杂志社联系投稿等。

（5）一稿多投，重复发表。

2. 科研项目

（1）申报阶段

①重复申报。

②采取贿赂或变相贿赂、造假等不正当手段获取科技计划和项目承担资格。

③申报材料作假。

④未经许可添加参与人员。

（2）项目实施阶段

①违反科研伦理规范。

②无正当理由不按项目任务书(合同、协议书等)约定执行，擅自超权限调整项目任务或预算安排。

③不配合监督检查和评估工作，提供虚假材料，对相关处理意见拒不整改或虚假整改。

（3）项目结题阶段

成果造假、夸大成果价值、提供虚假证明材料等。

3. 评审专家失信行为

①违反学术道德，不以评审内容学术价值为导向提出评审意见。

②违反利益冲突，不公开或隐瞒相关利益关系。

③利用评审专家身份索贿、受贿。

④违反保密规定，泄露评审信息。

三、科研诚信管理

中共中央办公厅、国务院办公厅印发《关于进一步加强科研诚信建设的若干意见》文件明确要求从事科研活动及参与科技管理服务的各类机构要切实履行科研诚信建设的主体责任，将科研诚信工作纳入常态化管理。

本书将科研诚信管理分为“三环节，六措施”，有助于塑造良好的学术环境，如图12-1所示。对于三环节，各单位应做到“重预防，强监管，严查处”，尤其要加强预防工作。

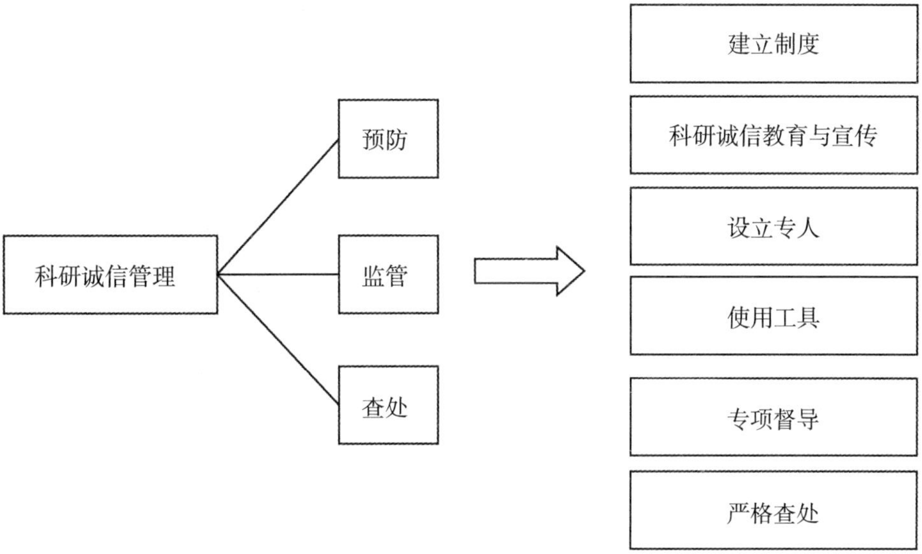

图12-1　科研诚信管理“三环节，六措施”

（一）重预防

1. 建立制度

科研诚信管理制度主要包括：教育预防制度、科研成果检查和报告制度、诚信案件调查处理制度、违规案件通报制度、科研活动记录与科研档案管理制度等。此外，在科研项目管理、成果管理、学术评价等制度方面，也应加入诚信条款，如签署科研诚信承诺书、加入科研诚信审核、学术不端行为一票否决等。

2. 开展科研诚信教育与宣传

各机构应将诚信教育纳入科研人员、教师、青年学生、党建团建等日常教育中，在入职、职称晋升、参与科技计划项目等重要节点开展科研诚信教育。对在科研诚信方面存在倾向性、苗头性问题的人员，机构应当及时开展科研诚信诫勉谈话，加强教育。

3. 设立专人

专人专岗，能有效提升科研诚信管理的工作效率，而且可以减少利益冲突。

4. 使用工具

科研人员应做好实验记录或数据管理，定时上交相关记录表，科研诚信管理人员做好诚信记录，录入诚信档案。利用第三方数据管理机构来确保数据的可靠性。

（二）强监督

各机构应加强对本单位科研行为的监督，鉴于医疗机构中学术失信行为多发生在论文、项目和学术评价活动中，因此建议加强对三类活动的专项督导。

1. 对于学术论文，要求论文作者发表时将论文相关数据提交单位管理；科研管理部门加强对学术论文撤稿及学术不端信息的监测，可借助第三方权威的学术评价网站（如pubpeer、撤稿快讯公众号等）监测本机构的相关信息。

2. 对科研项目和学术评价活动，定期组织专项督导，组建由科技、人事、纪检、临床专家等多学科人员组成的监督小组，对重点项目、学术评价活动进行检查，发现问题及时查处。

（三）严查处

对于违背科研诚信要求行为人，其所在单位是调查处理第一责任主体，因此各医疗科研机构都应切实履行调查处理责任，做好受理举报、核查事实、追究查处等工作（图12-2）。查处过程中，应当明确本单位科研诚信机构和监察审计机构等调查处理的职责分工，保障相关责任人的申诉权等合法权利，事实认定和处理决定应履行对当事人的告知义务，依法、依规及时公布处理结果。对于失信行为，应建立终身追究制度，记入科研诚信档案，同时实施联合惩戒，将科研诚信状况与单位其他评选，如评优评先、职称聘任、人才评审等挂钩。

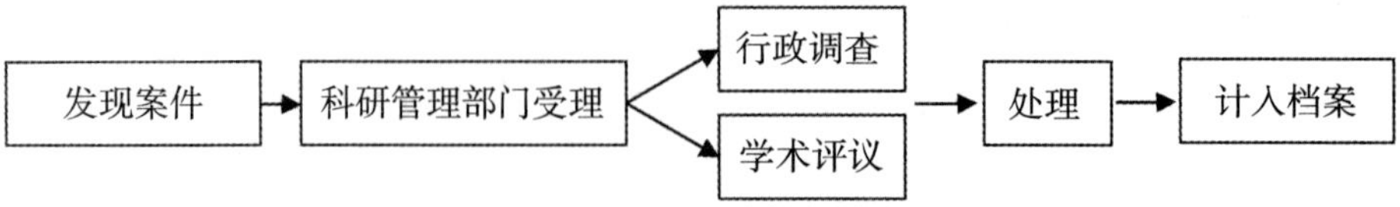

图12-2　科研诚信案件调查处理一般流程

第二节 科研档案管理

一、科研档案重要性

国家强调科研诚信，科研档案是确保科研诚信的重要材料。

（一）科研项目中论证立项、研究实施、过程管理、结题验收、成果管理和成果转化等过程中形成的具有保存价值的文字、图表、声像、数据等各种形式和载体的文件材料，均属科研档案。

（二）科研管理部门应明确分管科研档案的负责人。同时，在本部门设立兼职科研档案的管理员，负责科研材料的审查、接收、整理、立卷工作。各科研项目实行项目立卷归档责任制，每个项目应明确指定兼职档案员，负责科研项目材料的收集、整理和立卷工作。

二、科研档案归档范围

归档范围：凡在科研管理和科研活动中形成的对医疗卫生机构和社会具有参考价值、凭证作用和研究价值的文件材料，均属归档范围。

归档主要内容：包括科研综合管理文件，以及每个项目的科研方案、研究实验、科研数据、总结鉴定、申报奖励、推广应用等过程形成的材料。

三、科研档案立卷与归档流程

依据项目组（个人）、科技管理部门、单位档案室建立三级档案管理。

（一）形成积累

1. 科研文件材料的形成、积累、整理、归档是科研人员的职责，应列入科研管理人员和具体科研人员的职责范围。此外，为了保证科研文件材料能够及时整理并归档，要对科研管理人员和科研人员进行监督管理。而档案管理部门和各项目组要确立自身的工作职责范围，并做好科研文件材料的形成、积累、整理、归档。

2. 科研项目一经立项后，项目负责人应签订科研项目材料归档承诺书，并明确科研项目兼职档案员。鉴于科研项目的重要性，为保证工作质量，需要在立项后，制定并讨论工作细则、工作安排等，此时应向科研项目组成员布置科研材料收集任务。并可向本机构档案室进行有关立卷归档咨询，明确归档范围，制定该项目的归档明细表，建立本项目文件材料收集制度。

3. 科研管理部门和各项目组按各自的职责范围，分别搜集科研项目中准备、研究、鉴定三个阶段的全部材料，进行预立卷。

4. 项目结题后，在申请评价（不参加评价项目除外）、验收前，项目兼职档案员应将项目完整材料先送交科研管理部门审查，查看材料是否完整，确定完整后送至本机构档案室，档案室对归档文件材料进行复核，复核合格后科研管理部门方可申报评价或验收。

5. 项目评价、验收后一个月内，由科研管理部门将所有应归档项目材料统一交本机构档案室归档。

6. 档案室专职人员负责业务指导、监督、检查工作。协助科研管理部门、项目组兼职档案员做好科研档案的收集、整理、立卷工作。此外，专职人员需要对项目归档材料进行审查与验收，检查项目归档材料的完整性与准确性，并在此基础上利用管理系统编目和制作检索工具。

（二）整理组卷

1. 各项目兼职档案员应认真做好科研文件材料的形成、积累和归档工作。要求各项目兼职档案员能够做到在科研项目结束时，所收集、整理的科研档案资料完好、齐全，并在多次审查确定没有问题的基础上归档。

2. 科研归档材料必须是每个科研项目、科研成果的完整材料。根据科研材料形成规律，保持其有机联系和便于利用查考的组卷原则，依次按科研阶段顺序进行系统的整理。科研归档材料在整理过程中，也有明确的要求与规定。原则上，科研归档材料要能够按照材料数量、材料种类等来进行归档，归档形式可以一题一卷，也可以一题多卷。如果对科研项目材料无法进行分类，也要有明确的排列规定：正件在前，附件在后；印件在前，原稿在后；批复在前，请示在后。

3. 成果申报评奖后，应将申报评奖材料（奖状、奖章、证书等）原件及时送本机构档案室归档。

4. 科研项目归档材料在组卷整理过程中，为保证质量，要求档案人员必须要做到原件定稿，而且归档材料中对格式、字迹、图像、装订等都有明确的要求，必须要做到字迹工整清楚、装订方式统一、图像清楚等。若是复印件、打印件还需加盖鲜章。

5. 凡是原始资料，如各种文件材料手稿及正本、项目的光盘、产品照片等一般归档一份。

6. 在科研项目档案资料归档时，如果项目是由几个单位协作来完成的，必须要分清主办单位与协作单位，且要明确各自的责任义务。

7. 当拆除卷内的金属物，对破损的科研材料进行修补时，可用档案盒（夹）来保管，每件科研材料都用线装订。

8. 研究人员和档案资料人员在发生工作调动时，必须要将其经手的科研文件材料整理妥当，并且要及时进行上交，或者是交予新接替其工作的档案资料人员，严禁研究人员或档案资料人员私自带走档案资料的情况出现。为此，一方面要落实好工作管理监督与机制，另一方面要不断提高研究人员与档案资料人员的工作素质。

（三）归档验收

1. 归档时间。科研管理性文件材料，在次年6月30日前归档；结题的科研项目在评价、验收或设计定型前将项目完整材料送科研管理部门审核盖章。待评价、验收后一个月内将项目材料归档。对于复杂的项目材料可以分阶段进行归档；科研项目相关的理论研究论文要在定稿后进行归档。

2. 项目材料归档时，应附有归档材料清单一式两份。科研管理部门审核盖章后，交本医疗机构档案室复核签收，签字后各执一份备查。

3. 科研档案保密等级的确定，要严格按照《科学技术保密规定》来办理。对于涉密的科研项目档案管理，还要参照科技保密管理办法执行。

（四）档案的补充与修改

1. 科研管理部门与项目组要随时收集科技成果获奖的文件材料，或者在工作中发现有未按时归档的文件材料，应及时整理后向本机构档案室补充归档，并根据获奖情况，及时调整案卷保管期限。

2. 已归档的科研文件材料如果因故需要修改，必须根据批准手续执行。经项目负责人或有关主管负责人批准同意后方可修改。

3. 本机构档案室专业档案管理人员对补充归档的科研文件材料应及时整理、编目。

四、科研档案管理与开发利用

（一）档案馆对归档的科研档案要按照本机构档案分类方案进行分类、编号、编目、排架、保管。

（二）绝密级和专利科研档案应单独登记。对于照片、光盘、磁盘这类对保管有特殊要求的档案资料，一定要放在档案盒内进行保管，防止档案资料因保管不善而被损害。

（三）科研档案的鉴定。对保管期满的科研档案进行鉴定，并根据鉴定结果重新确定保管期限、调整密级或销毁。

（四）本机构的档案室对于接收的科研档案，要严格执行单位档案查阅制度。对标有密级的科研档案，要严格执行档案安全保密制度。涉及未公开的技术问题，须经主管科研负责人或课题组负责人同意后，方可查阅。

（五）加强档案编纂和研究工作，建立多种科研档案检索工具和参考资料，在OA上编制并公布开放利用的科研档案目录。

第三节　医学科研数据管理

一、医学科研数据概念

医学科研数据主要是指医学科研过程中产生的数据资料和信息，主要包括：临床/流行病学类研究数据、基础/实验/转化类研究数据，数据格式则有Excel、Text、PDF、Figure、Epi-data、SPSS、SAS、Stata、dBase等。

二、医学科研数据管理的重要性

医学科研数据管理主要是对医学科研过程中产生的科研数据进行有效的收集、组织整理、分析处理、保存和共享利用。医学科研数据管理的重要性主要体现在以下三个方面。

（一）医学科研数据事关患者生命

医学科研数据十分重要，其数据真实、准确与否与患者生命密切相关。因个体的差异性，医学科研数据波动性较大，同时，医学数据量大且复杂，如不能规范化地进行管理，可能会导致医学科研数据质量降低，出现数据缺失、准确性不高等问题。

（二）医学科研人员有数据管理需求

医学科研人员通常需要耗费许多时间来收集、处理大量复杂的医学科研数据，规范化地数据管理能够避免部分重复劳动，提高研究的效率。此外，科研数据的实质是对整个科学研究的过程以及结果的纪录。通过管理医学科研数据，能够规范医学研究，促进医学科研更加公正、透明，避免科研人员出现抄袭、篡改、伪造等学术不端行为，保证科研人员的科研诚信。

（三）国家高度重视科研数据的管理

我国于2018年3月颁布实施了《科学数据管理办法》，该文件要求深刻把握大数据时代科学数据发展趋势，充分借鉴国内外先进经验和成熟做法，加强科学数据全生命周期管理，按照“开放为常态、不开放为例外”的共享理念，充分发挥科学数据的重要作用。同时，将建立健全本单位科学数据相关管理制度，包括科学数据汇交及管理制度，作为主管部门，科研院所、高等院校和企业等法人单位的重要职责之一。

三、如何管理医学科研数据

（一）医学科研数据的管理流程

医学科研数据管理是全生命周期管理，是从数据的采集、整理描述，分析发表，保存发布，到数据共享与再利用的一个循环管理过程，如图12-3所示。

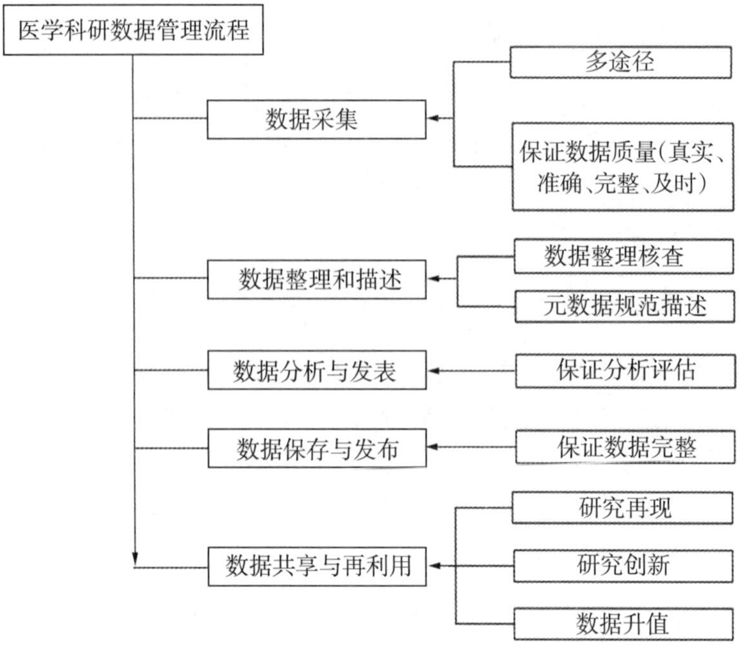

图 12-3　全生命周期医学科研数据管理流程

1. 数据采集

数据采集即数据的产生过程，是数据管理的基础，也是影响数据质量的关键环节。数据采集若不规范，原始数据的准确性、完整性和及时性都会受到很大影响。

数据采集主要包括纸质和电子采集。纸质采集（如纸质病例报告表、实验记录本）存在的问题较多，如工作量大，内容不易变更，收集过程中易出错和丢失等。医疗卫生机构需要严格规范实验等原始数据的记录，通过印制统一的有质量控制要素的实验记录本，规范实验数据的采集。随着互联网和大数据时代的到来，电子采集方式已成为主流，其方便、快速，有利于后续数据的处理，极大提高数据的采集效率。电子采集目前包括单机数据采集和网络云储存系统采集。单机采集（如 Epi-Data、Excel、Access 等）界面简单，易上手，但数据较复杂时会存在重复操作多、缺少权限等问题。网络云储存系统（如 RedCap、医研云等）对处理大量复杂数据有其独特的优势，可开发多种功能，如数据权限、溯源、质控等，规范数据采集过程，提高工作质量和效率，保证数据的真实性和准确性。

2. 数据整理和描述

在采集数据并录入数据库后，首先应对数据进行整理核查，包括数据的一致性、数据范围，有无缺失和逻辑错误等问题，确保数据的真实性和完整性。其次运用一定语言对数据进行明确规范的描述，便于后续数据的检索、获取、管理和引用等。目前对数据主要采用元数据语言进行描述。元数据是“数据的数据”，是用于说明数据特征和内容的结构化数据，如题名、出版数据、版本、相关说明等。为了统一元数据的项目和内容，应制订元数据标准，包括结构标准（即元数据包含的项目，如都柏林核心集，MARC元素集等）、内容标准、取值标准和编码标准（用于机读记录的存储和交换，如MARC,ML等），以便对不同类型数据进行规范、有序化地组织、分类、存储和处理。

3. 数据分析和文章发表

数据分析是指用适当的统计方法对所收集的原始数据进行分析，评价表达，最终形成结论的过程。数据分析是前期数据质量把控最好的检验方式。为规范分析流程，研究结束前研究人员应和统计分析人员共同制定统计分析方案（statistical analysis plan， SAP），研究结束后统计分析人员按照既定的方案采用相应的分析方法，使用SPSS、SAS、Stata、R、Python等统计分析软件进行统计分析并完成统计分析报告（statistical analysis report， SAR），研究者进一步撰写研究报告并发表文章。

4. 数据保存与发布

数据的保存与发布主要是指将数据提交到数据存储中心等可长期存档的机构，并公布调查结果。需要对数据的保存类型、格式要求、方式与地点、期限等问题作出规定，保证数据的完整性，避免数据遗失或被篡改、盗取等。数据的发布，即数据公开，是实现共享数据的基础，也是数据全生命周期轮转的关键环节。科研数据的发布应该由研究者负责制定发布程序和具体实施。同时，数据存储机构应为数据分配数字对象唯一标识符［digital object identifier（DOI）］，对每一份医学科研数据进行唯一识别，不仅便于用户检索、获取和引用，也能促进科研数据质量、产权信息的有效认证，帮助形成科研数据评价体系。

5. 数据共享和再利用

通过医学科研数据共享可以对原始研究进行重现验证，其他研究人员也能利用数据探索新的科研问题。数据再利用是全生命周期数据管理循环过程的一个关键环节，有承上启下的作用。在数据的共享与再利用过程中涉及数据的访问、获取和使用等。首先，要明确这些过程中应遵循的程序和职责；其次，要注意明确数据的知识产权，避免发生利益纠纷；最后，其他研究人员在利用数据后应对科研数据进行致谢和引用，提高研究人员数据共享的积极性。

医学科研数据管理工作会受到数据、政策、技术、资金等方面的影响。数据生命周期模型是一个比较理想化的模型，研究者在实际工作中可根据自身情况进入模型的任意环节。总的来说，医学科研数据按生命周期分阶段管理，不仅可以清晰地展示出数据管理的流程以及各阶段的管理重点，明确各阶段的工作内容，同时可以降低管理成本，保证医学科研数据质量并提升工作效率。

（二）医学科研数据管理平台/工具

1. 医学科研数据管理平台/工具

现有的医学科研数据管理平台/工具主要包括数据采集、数据整理、数据导出等功能，如表12-1所示。

表12-1 医学科研数据管理平台/工具

方式	平台/工具	优点	缺点
纸质版	病例报告表、实验记录本、纸质问卷	简单、传统	费时费力、占空间，携带不便、容易丢失、难以分析利用和共享
单机版	Excel、SPSS	简单、易学、修改方便、部分工具可统计	界面密集、承载数据量小、安全性差、不能修改留痕
	Epidata		界面不太美观、重复劳动多
网络版	EDC系统	界面美观； 基于网络； 可个性化设计； 支持关系模型； 可导出多种数据格式； 可修改留痕	国内尚处于起步阶段； 部分软件为商业公司开发，费用较高
	ResMan		
	LinkLab		
	Clinflash EDC		
	WeTrial EDC		
	MediData Rave		
	科研宝		
	MedSci医研云		
	RedCap		
	××医院科研数据管理平台		

2. 医学科研数据存储库

建立医学科研数据存储库，主要是对医学科研人员所产生的大量科研数据，包括实验数据、视频、图像等进行收集、评审、汇总、存储及共享。医学数据集通过注册被分配唯一标识符，使数据集成为唯一、独立、可引用的对象，便于医学科研数据的发现、引用和跟踪。目前开发的医学科研数据存储库包括中山大学附属肿瘤医院开发的数据存储平台（RDD）等。

3. 医学科研数据存储流程

在论文发表前，主要研究者/通讯作者应该完成研究数据的存储备案，并对数据的真实性、完整性和可溯源性负全责。数据存储备案流程，如图12-4所示。

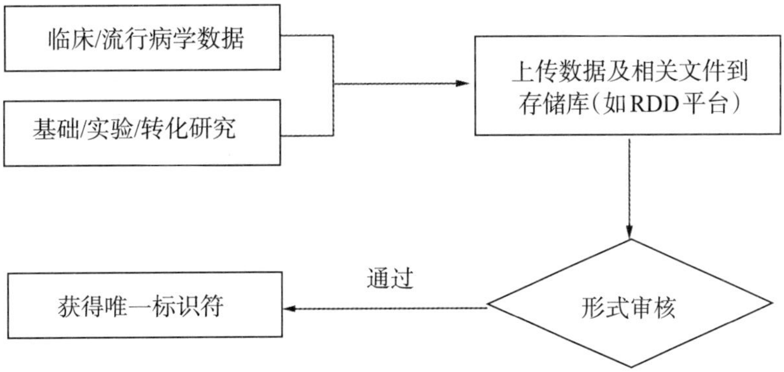

图12-4　医学科研数据存储流程

4. 医学科研数据共享使用流程

数据使用者首先提交数据使用申请，明确数据分析需求。申请在平台上提交后，科研管理人员根据项目任务书的要求进行审核，确定需求是否有误。若无误，通知工作人员根据需求进行数据汇总和整理，正确地生成数据集并交给数据使用者确认是否满足使用需求，最终提交给科研管理人员进行数据授权。授权后，数据开放给使用人员，并提供数据分析工具链接，使用者可在平台上获得数据分析结果并导出，如图12-5所示。在经数据提供者、数据平台和使用人员确认后，可对外发布结果，共享知识产权。

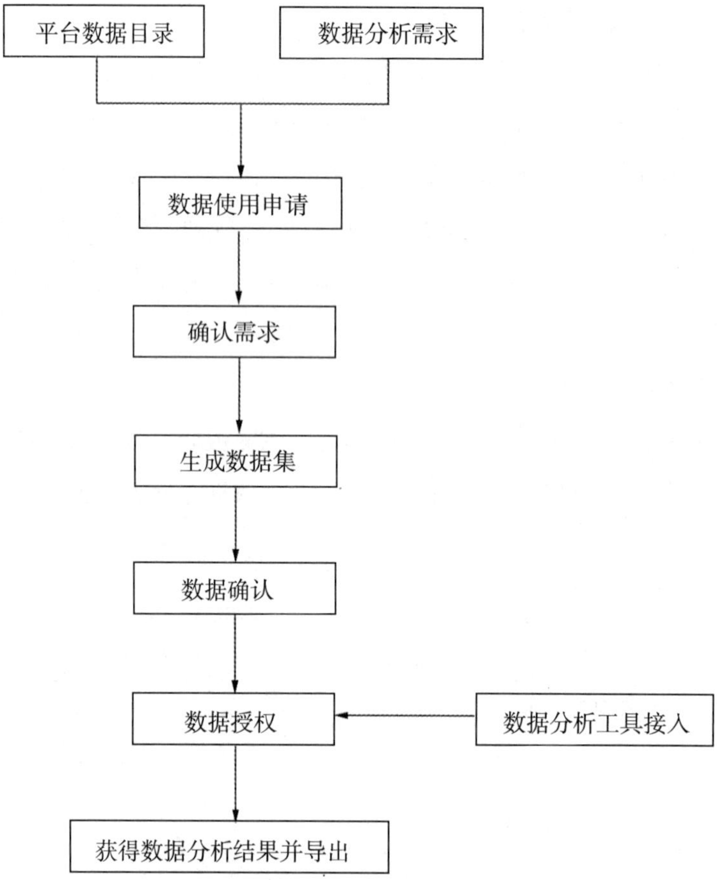

图12-5　医学科研数据共享使用流程

四、医学科研数据管理主要问题及应对

（一）医学科研数据管理主要问题

1. 医学数据收集难

临床/流行病学调查、人群干预类试验（试验、随机对照试验等）、实验室实验、公共数据库数据采集等是我国医学科研人员获取科研数据的主要方式。目前数据收集的难点在于：

（1）部分研究在数据的采集、分析、保存过程中难以保证数据的真实性、完整性和有效性，数据整体质量不高，导致收集的数据不符合要求；

（2）医疗卫生机构间的信息系统、随访系统、基本公共卫生管理系统等未完全打通，大量数据分散保存在各医疗机构或研究者手中，信息孤岛问题严重。各医疗卫生机构或科研人员可能因担心数据被不正当使用或利益问题不愿意无条件共享数据，进一步加剧数据的孤岛问题，导致数据收集成本高或难以找到所需数据。

2. 医学科研人员数据管理技能差

我国医学科研人员科研数据管理的知识与专业技能较差。数据管理的主要方式：项目负责人或某位成员集中管理、项目团队成员共同管理。多数研究人员未采用专门的数据管理工具/软件。目前，医学科研数据管理存在的困难有：缺乏有效的数据管理工具、数据管理工具使用率不高等。

3. 医学科研数据安全状况不乐观

医学科研数据的保存方式以个人为主，通常是研究团队的负责人保存数据；数据的保存主要为电脑、移动硬盘等，容易因设备故障，设备丢失或被盗，误操作等原因造成数据的丢失和损毁，数据安全状况不乐观。

4. 医学科研数据共享不广泛

大多数医学研究人员虽然经历过科研数据的共享，但共享范围仍主要集中在与自己关系较好或者有合作关系的项目团队及同行中，数据共享还不够广泛。

（二）对医学科研数据管理问题的应对

1. 积极制定医疗卫生机构科研数据管理办法

医学科研数据管理项目的顺利开展需要适宜的科研数据管理政策、制度保障。各医疗卫生机构应该积极制定医学科研数据管理办法、制度，包括科研数据的定义，数据管理流程，数据质量控制办法（如建立团队/科室/机构数据管理负责制度）、培训制度（包括医学科研人员的数据管理技能、科研诚信的培训等）、奖惩制度、利益纠纷问题处理等。

2. 加快数据管理工具的普及应用

我国数据管理的基础设施尚不健全，处于起步阶段。各医疗卫生机构可应用商业公司开发的医学数据管理软件，或开发本机构的医学科研数据管理平台，或应用国外较为成熟的免费数据管理软件（如RedCap）。同时，可将数据备份到医学科研数据存储库（如RDD平台），或建立本机构的数据备案中心，保证数据的安全，促进数据的共享利用。

3. 加大对科研人员的培训力度，提高科研人员的数据管理意识

医学科研机构需要有针对性地，定期为医学科研人员提供数据管理技能培训、信息咨询、指导等服务，不断增强医学科研人员的数据管理意识，提升医学科研人员的数据管理技能，从而保证数据的“一真实，两一致”。即一真实为数据真实，两一致为原始数据与汇总数据一致，汇总数据与发表数据一致。

参考文献

[1] 高晗，李朝军. 通过科研管理激发医学院与非直属附属医院的科研积极性：以南京大学医学院为例[J]. 中国临床研究,2019,32(4):570-573.

[2] 汪志洋. 浅析医院科研管理的现状及创新方[J]. 医院管理,2019,29:389.

[3] 宋芳. 对基于大数据技术与提升医院科研管理水平的思考[J]. 天津科技,2018,45(8):31-32.

[4] 宋雁鸿. 试论医院科教管理工作体会与新思路[J]. 中国继续医学教育,2018,10(21):32-33.

[5] 盛文奇,张雪静,李志光,等. 医院科研精细化管理的实践体会[J]. 中华全科医学,2017,15(12):2136-2139.

[6] 刘易斯. 科研院所基于SWOT分析的科技成果战略制定对策研究[J]. 经济师,2019(06):66-67.

[7] 罗维斯.新时代新建应用型本科院校科技发展规划管理的几点思考[J]. 吉林工程技术师范学院学报,2019,35(03):83-85.

[8] 李宇智. 安徽省公立医院科技发展规划实施成效及对策研究[D]. 安徽医科大学,2018.

[9] 汪革新.创新发展思路加快学科建设 [J]. 安徽卫生职业技术学院学报，2008,7(6):6

[10] 汪圣高.基于知识管理的医院创新能力构建与实践[J]. 安徽卫生职业技术学院学报,2014,13(5):1-2

[11] 唐其柱,梁锦军.大型公立医院改革视域下的学科建设与医院发展[J]. 中国医院,2016,20(3):61-62

[12] 余广彪,何韵,曹蔚玮,等. 中山大学肿瘤防治中心精益管理模式下的 一流学科建设实践[J]. 中国肿瘤,2019,28(6):428-434

[13] 冀慧玲,张学文.大型公立医院学科建设策略[J]. 高教研究与实践,2017,36(3):33-36

[14] 顾香芳. 高校国际科技合作中的知识产权保护策略[J]. 2013年中国科学技术法学会年会论文集,2013:36-43

[15] 刘小鹏，姜雪. 基于论文被引频次的中国医院科研合作状况分析[J]. 科技管理研究，2013，(7)：60-64

[16] 崔旭，邢莉. 我国产学研合作模式与制约的因素——基于政府、企业、高校三方视角[J]. 科技管理研究，2010，(6)：45-47

[17] 李云梅，黄祥. 基于知识转移的校企联盟模型研究[J]. 科技进步与对策 2011，28(10)：21-24

[18] 翁振群，许春雁，李晖. 从形式审查角度谈如何撰写国家自然科学基金项目申请书[J]. 中国科学基金，2017，31(06)：550-553.

[19] 郑知敏，刘益宏，于璇，雷蓉，李志兰，谢焕瑛，车成卫，王长锐. 2018年度国家自然科学基金项目申请、评审与资助工作综述[J]. 中国科学基金，2019，33(01)：5-7

[20] 李静海. 国家自然科学基金支持我国基础研究的回顾与展望[J]. 中国科学院院刊，2018，33(04)：390-395.

[21] 田少雷，邵庆翔. 药物临床试验与GCP实用指南[M]. 北京：北京大学医学出版社，2012.

[22] 胡亚菲.四川省科技成果第三方评价机制初探[J]. 技术与市场，2018，25(08)：98-99+101.

[23] 陈春燕，杜兴端，刘强，赵剑，彭迎，李晓.四川省农业科技成果第三方评价探析[J]. 四川农业科技，2017(08)：5-7.

[24] 刘淼，曾德超，熊雯雯，罗中豫. 我国第三方科技成果评价体系现状与对策分析研究[J]. 企业技术开发，2019，38(03)：1-3.

[25] 朱磊，夏巧英，路惠琴，丁鹏.353个病原微生物实验室生物安全现状调查与分析[J]. 宁夏医学杂志，2017，39(9)：850-851

[26] 朱玉峰，王元占，杨培梁，等.医院动物实验伦理学审查的意义与规范[J]. 中国医学伦理学，2013，26(3)：284-286.

[27] 苏畅，陈守云，李阳友，等.浅谈实验动物工作在医学院校教学及科研中的作用[J]. 科技信息，2011，(12)：398.

[28] 杨培梁，王元占，鲁鸿.健全伦理审查机制促进实验动物管理工作[J]. 中华医学科研管理杂志，2009，22(4)：204-205.

[29] 裴姣，郭芷汛，梁婧，郑靖，张旭东，张国楠.某三甲肿瘤专科医院伦理委员会伦理审查能力影响因素分析[J]. 肿瘤预防与治疗，2020，33(3)：229-234.

[30] 赵瑞芹，单政，刘彤. 倡导科研诚信 整治学术不端行为若干举措［J］. 今传媒，2011，19(02)：100-2.
[31] 张艳艳，江荣辉，金晓明. 医学科研项目管理者的科研诚信建设［J］. 中华医学科研管理杂志，2014，27(5)：500-2.
[32] 刘辉. 科研诚信问题研究［D］. 吉林大学，2011.
[33] 王雅芬. 科研不端行为的界定及其防范与治理［J］. 研究与发展管理，2007，19(4)：133-7.
[34] 张宇，李立. 高校科研论文诚信问题及相关防范机制建立［J］. 中国编辑，2019，(02)：67-70.
[35] 宇文彩，张星. 美国高校科研不端行为防范与处理机制研究［J］. 重庆高教研究，2016，4(05)：32-7.
[36] 邢文明. 我国科研数据管理与共享政策保障研究［D］. 武汉：武汉大学，2014.
[37] 丁宁，马浩琴. 国外高校科学数据生命周期管理模型比较研究及借鉴［J］. 图书情报工作，2013，57(6)：18-22.
[38] 钱锦琳，刘桂锋. 国外科研数据管理研究综述［J］. 情报理论与实践，2017(10)：134-138.
[39] 胡永生，刘颖. 基于用户调查的高校科学数据管理需求分析［J］. 图书情报工作，2013，57(6)：28-32.
[40] 张嵬. 临床研究数据管理策略［J］. 复旦学报(医学版)，2017，44(1)：122-126.
[41] 邢文明，杨玲. 我国科研机构科研数据管理现状调研［J］. 数字图书馆论坛，2018，175(12)：29-35.
[42] 曲超. 临床科研中的数据管理［J］. 中国社区医师，2014，30(1)：147-148.
[43] 国家卫生健康委医学伦理专家委员会办公室中国医院协会. 涉及人的临床研究伦理审查委员会建设指南(2019版)［OL］. 2019［2019-10-29］. http://www.cha.org.cn/plus/view.php?aid=15896.j
[44] 卫生和计划生育委员会. 涉及人的生物医学研究伦理审查办法(2016年第11号)［OL］. 2016［2019-06-19］. http://www.gov.cn/gongbao/content/2017/content_5227817.htm
[45]《科技部 财政部 国家发展改革委关于印发〈国家科技创新基地优化整合方案〉的通知》(国科发基〔2017〕250号)

[46]《科技部 国家卫生计生委 军委后勤保障部 食品药品监管总局关于印发〈国家临床医学研究中心五年(2017-2021年)发展规划〉等3份文件的通知》(国科发社〔2017〕204号)
[47]《关于发布国家科技资源共享服务平台优化调整名单的通知》(国科发基〔2019〕194号)
[48]《国家国际科技合作基地管理办法》(国科发外〔2011〕316号)
[49]《教育部关于印发〈教育部重点实验室建设与运行管理办法〉和〈教育部重点实验室评估规则(2015年修订)〉的通知(教技〔2015〕3号)
[50]《教育部关于印发〈教育部工程研究中心建设与管理暂行办法〉的通知》(教技〔2004〕2号)
[51]《教育部 财政部关于印发高等学校创新能力提升计划实施方案的通知》(教技〔2012〕7号)
[52]《关于印发国家卫生健康委员会重点实验室管理办法和评估规则的通知》(国卫科教发〔2018〕32号)
[53]《国家中医药管理局关于印发〈国家中医药管理局重点研究室建设项目管理办法〉的通知》(国中医药科技函〔2012〕98号)
[54]《四川省重点实验室建设与运行管理办法(试行)》(川科基〔2018〕2号)
[55]《四川省科学技术厅关于印发〈厅市(州)共建四川省重点实验室管理办法(试行)〉的通知》(川科基〔2018〕8号)
[56]《四川省科学技术厅关于印发〈四川省工程技术研究中心管理办法〉的通知》(川科高〔2017〕37号)
[57]《四川省发展和改革委员会关于印发〈四川省工程研究中心和工程实验室管理办法(2019年修订)〉的通知》(川发改高技规〔2019〕95号)
[58]《教育厅、财政厅关于四川省高等学校创新能力提升计划的实施意见》(川教〔2013〕108号)
[59]《四川省科学技术厅 四川省卫生和计划生育委员会 四川省食品药品监督管理局 四川省中医药管理局关于印发〈四川省临床医学研究中心管理办法(试行)〉的通知》(川科发〔2017〕3号)
[60]《关于全面推进卫生与健康科技创新的指导意见》(国卫科教发〔2016〕50号)
[61]《药物临床试验质量管理规范》,国家食品药品监督管理局,2003年8月6日发布。国家食品药品监督管理局. 药物临床试验质量管理规范[Z]. 2003-08-06.